**Prof. Dr. med. Olaf Adam**

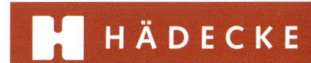

W0233632

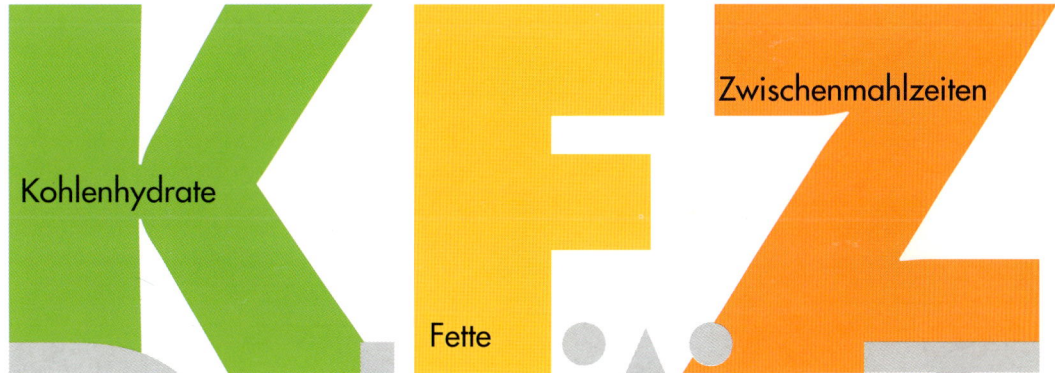

Kohlenhydrate

Zwischenmahlzeiten

Fette

**K F Z**

**D I Ä T**

# Genussvoll essen und abnehmen

# Impressum

7. aktualisierte Auflage, 2012
ISBN 978-3-7750-0394-0

© 2003 Walter Hädecke Verlag, D-71256 Weil der Stadt
Rezept-Ideen: Monika Graff, Weil der Stadt, und Eva Gawron, München
Fotos: Chris Meier BFF, Stuttgart
Titel-Entwurf: dyadesign, Düsseldorf
Layout & Satz: dyadesign, Düsseldorf
Illustrationen: Volker Schächtele

Printed in EU, 2012

# Inhalt

## Info

4

# Rezepte*

# Übungen

* Bitte beachten Sie auch die detaillierte Rezeptübersicht auf Seite 79–82

Info

# Vorwort

**H**erzlichen Glückwunsch, dass Sie sich für die KFZ-Diät (KFZ = **K**ohlenhydrate, **F**ette, **Z**wischenmahlzeiten) entschieden haben. Ihre Wahl werden Sie nicht bereuen, denn diese wissenschaftlich erprobte Kost zur Gewichtsabnahme berücksichtigt die Stoffwechselfunktionen, um die Gewichtsabnahme zu erleichtern, und gibt Ihrem Körper alles, was er zur Gesundheit braucht. Das gelingt durch die zeitlich versetzte Kombination eine fettarmen (Low fat) mit einer kohlenhydratarmen (Low carb) Diät. Es ist kein Zählen von Kalorien oder Fettpunkten mehr nötig, Sie achten dabei nur auf Kohlenhydrate und Fette, die Sie alle zur richtigen Zeit genießen dürfen. Ein entscheidender Vorteil der KFZ-Diät: Was Sie morgens nicht essen dürfen, ist abends dann aber erlaubt. Das steigert die Lebensmittelauswahl, die Mahlzeiten sind nicht mehr eintönig oder werden zu lästigen Dickmachern und den Hunger zwischendurch vertreiben Sie mit einer Zwischenmahlzeit. Bald können Sie erfreut feststellen, dass Sie sich energiegeladen, zufrieden und gesund fühlen, schlank werden und bleiben. Mit der KFZ-Diät geht das, ohne zu hungern.

*Wenn Sie so essen, wie die KFZ-Diät dies vorsieht, ernähren Sie sich vollwertig und bleiben gesund.*

7

Dieses Buch bietet Ihnen aber noch viel mehr als nur einen gesunden Weg zum Wohlfühlgewicht. Sie erfahren, wie Ihr Körper auf Stress reagiert und wie Sie damit fertig werden, denn Stress lockt den Hungerteufel und kann Ihre Abnehmpläne durchkreuzen. Viele Tricks verraten Ihnen, wie Sie wirklich satt werden und unangemessene Verhaltensweisen dauerhaft ablegen können, wie Ihr Körper und Ihr Gehirn wieder harmonisch und ohne Stress miteinander auskommen – dafür sorgen auch die vielen leckeren Rezepte.

Damit Sie sich leicht in diesem umfangreichen Buch zurechtfinden, sind Begriffe, die später erklärt werden, kursiv gedruckt. Sie können entweder im Stichwortverzeichnis (siehe Seite 157 und 158) nachsehen und sich gleich informieren oder einfach weiterlesen.

Viel Spaß mit der KFZ-Diät auf dem Weg zu Ihrem Wohlfühlgewicht!

Prof. Dr. med. Dr. med. habil. Olaf Adam
Internist, Ernährungsmediziner DAEM / DGEM

---

Erläuterung zur Farbcodierung: Zur besseren Übersicht der Fett- bzw. Kohlenhydratthemen bedient sich dieses Buch der Hilfe eines Farbleitsystems. Grün eingefärbte Flächen stehen für kohlenhydratbezogene Themen, gelb eingefärbte für den Bereich Fett. Im Rezeptteil ordnet die Farbe orange das Thema dem Bereich Zwischenmahlzeiten zu. Ausnahme sind die Farbflächen der Seitenzahlen links und rechts. Sie sind ebenso neutral wie die Farben blau und grau.

# genussvoll essen und abnehmen

## Was ist das Besondere an der KFZ-Diät?

**H**erzlich willkommen bei der KFZ-Diät, einem bereits seit 1999 bewährten Programm für gesunde und schlankmachende Ernährung. Es ist weltweit die erste Diät zum Abnehmen, bei der bekannte Eigenschaften des Stoffwechsels berücksichtigt werden, um Ihnen das Abnehmen zu erleichtern. Das Geheimnis ist so einfach wie wirksam: Wenn Sie wie unsere Vorfahren, Kohlenhydrate und Fett in der Nahrung trennen, so verhindern Sie wirksam die Fettspeicherung und fördern die Leistungsfähigkeit Ihres Körpers. Das ist ein uraltes Prinzip, das unseren Vor-Vorfahren bereits geholfen hat, besser zu überleben. Ihre Erbanlagen sind immer noch bei uns aktiv. Leider haben sich unsere Ernährungsgewohnheiten grundlegend geändert, deshalb müssen wir ein »natürliches« Essverhalten erst wieder erlernen. Mit der KFZ-Diät wird Ihnen Schritt für Schritt gezeigt, wie dies geht.

Bei der KFZ-Diät lernen Sie:
- ◈ zur rechten Zeit das Richtige zu essen
- ◈ den Stoffwechsel in Schwung zu halten
- ◈ leistungsfähiger zu werden
- ◈ die Signale Ihres Körpers besser zu verstehen

Bei der KFZ-Diät lernen Sie nicht:
- 🛑 Kalorien zählen
- 🛑 zu hungern

*Reine **Low-carb-Diäten** (kohlenhydratarm) weisen Defizite für wichtige Vitamine, sekundäre Pflanzeninhaltsstoffe, Antioxidantien und Ballaststoffe auf. Reine **Low-fat-Diäten** (fettarm) belasten durch hohen Insulinbedarf die Bauchspeicheldrüse, Spurenelemente, mehrfach ungesättigte Fettsäuren und fettlösliche Vitamine sind oft unzureichend. Die KFZ-Diät **kombiniert** Low carb und Low fat gekonnt und stellt so sicher, dass alle lebenswichtigen Stoffe zugeführt werden.*

Letztgenannte Methoden zur Gewichtsabnahme sind Ihnen sicher vertraut, schwer einzuhalten und zudem leider auf Dauer unwirksam.

Die KFZ-Diät unterscheidet sich von allen anderen Kostformen zur Gewichtsabnahme durch die Trennung von Kohlenhydraten und Fetten, sowie durch die Zeitabstände in denen sich Ihr Körper in der Kohlenhydrat-Phase (K-Phase) oder der Fett-Phase (F-Phase) befindet.

# Was ist falsch

## an unserer Kost, sind es die Kohlenhydrate, das Fett oder die Kombination?

**D**ie Trennung von Fett und Kohlenhydraten in der Kost war bei unseren Urahnen vorgegeben, sie ist auch ein uraltes Prinzip der Natur. Hund und Katze sind Raubtiere und neigen nicht zum Fettansatz, denn sie leben in der Natur nach den Regeln einer Low-Carb-Diät. Wenn wir diese Tiere domestizieren und mit Leckereien und Süßigkeiten verwöhnen, so werden sie träge und übergewichtig. Pflanzenfresser wie Kühe und Rinder sind in der Natur mit ihrer Low-Fat-Diät schlank und machen einen zufriedenen Eindruck. Will der Mensch sie mästen, so gibt er ihnen Pellets, die tierisches Fett enthalten. Das einzige Tier, das zum Dickwerden neigt, ist das Schwein. Wie der Mensch ist es ein Allesfresser und ernährt sich wie der Mensch auf Basis einer Mischkost.

In prähistorischer Zeit, also vor etwa 40 000 Jahren, waren die Menschen Jäger und Fischer. Sie lebten von der erlegten Beute und hatten kaum die Möglichkeit zusätzlich pflanzliche Kost in größerer Menge zu essen. Erst viel später, etwa vor 20 000 Jahren wurden die Menschen sesshaft und betrieben Landwirtschaft. Die Viehhaltung war damals nicht bekannt, deshalb lebten die Landwirte vor allem von den Früchten der Felder, ihre Fettzufuhr war äußerst niedrig. Wir haben die erblichen Voraussetzungen unserer Vorfahren bewahrt, von damals stammt noch die Eigenschaft unseres Körpers, Fett zu horten. Werden Fett und Kohlenhydrate gleichzeitig zugeführt, so speichern wir Fett. Heute leben wir mit den alten Erbanlagen in einer völlig anderen Umwelt, mit einem völlig anderen Angebot an Nahrung. Wir genießen das reichhaltige Angebot der Kombinationen von Kohlenhydraten und Fett als Kuchen, Schokolade, Wurst-/Butterbrot oder als das übliche »komplette« Menü. Diese Kombinationen scheinen uns besonders gut zu schmecken.

Die Eigenschaft unseres Körpers, erst die Kohlenhydrate zu verbrennen, hängt auch mit den Speichermöglichkeiten zusammen. Für Kohlenhydrate sind sie sehr begrenzt, für Fett aber schier unerschöpflich. Immer wenn Kohlenhydrate und Fette gleichzeitig gegessen werden, führt dies zur Fettspeicherung. Vom kompletten Menü, der Schokolade und dem Kuchen wird jedes Gramm Fett gespeichert. Auch wenn Sie ein Butterbrot essen, so wird zuerst das Brot verarbeitet und die Butter muss im Fettspeicher warten, bis die Kohlenhydrate verbraucht sind. Dies ist erst nach einigen Stunden der Fall. Falls Sie, wegen des kleinen Hungers, zwischenzeitlich ein paar Pommes oder einen Energieriegel verzehren, so bleibt die Butter weiter auf Ihren Hüften. Leider gibt es in unserem Körper keine Warnsysteme, die uns mitteilen: »Vorsicht! Dieses Gemisch an Nährstoffen schadet mir.« Wir haben auch keine Schulung und kein »gesundes« Empfinden für zuträgliche Mischungen an Nährstoffen. In den meisten Bereichen unseres Lebens ist dies anders: Wir werden durch ein »gesundes Misstrauen« oder ein Angst- gefühl gewarnt. Keinem vernünftigen Menschen kommt es in den Sinn, sich aller Möglichkeiten der Atomenergie oder der Gentechnologie bedie- nen zu wollen. Niemand würde alle möglichen Medikamente gleichzeitig schlucken, die man kaufen kann. In diesen Bereichen schöpfen wir nicht alle uns zur Verfügung stehenden Möglichkeiten aus. Ist es da nicht merkwür- dig, dass solche Schranken beim Essen nicht existieren? Gerade in diesem Bereich fehlt uns jedes Gefühl und jede Einsicht für das Wünschenswerte und das Zweckmäßige. Grob gesagt folgen wir meist nur unserem Verlan- gen und unserem Geschmack. Der aber verleitet uns stets zu dem, was dick macht. Deshalb müssen wir das, was die Natur uns nicht in die Wiege gelegt hat, mühsam erlernen, um in der heutigen Welt und Umwelt gesund und schlank bleiben zu können. Gott sei Dank wissen wir heute mehr über den Stoffwechsel und deshalb können wir durch bewusste und überlegte Ernährung schlank bleiben. Und das Beste an der KFZ-Diät ist: Sie müssen auf nichts verzichten. Wenn es sein muss, geht auch eine Schweinshaxe zur richtigen Zeit. Zum Abnehmen ist es aber erst einmal wichtig, dass Sie die Prinzipien der KFZ-Diät lernen und sehr genau so lange beibehalten bis Sie ihr Wunschgewicht erreicht haben. Dann werden Sie erleben, dass Sie mit der KFZ-Diät leistungsfähiger geworden sind, und die Prinzipien wer- den Ihnen anschließend bei der KFZ-Ernährung zur Gewohnheit werden.

# Kohlenhydrate
## und Fette –
## zwei unterschiedliche
## Energielieferanten

**D**amit Sie sich den Unterschied zwischen Kohlenhydraten und Fetten besser merken können, möchte ich für die Kraftfahrer ein Beispiel bringen: Ihnen sind die Unterschiede zwischen Dieselkraftstoff und Benzin geläufig. Keinesfalls würden Sie Ihren Sportwagen mit Diesel oder Ihr gemütliches Dieselauto mit Benzin betanken oder die Fahrzeuge mit einem Gemisch aus beiden Kraftstoffen traktieren. Wir lächeln über eine solche Vorstellung, tun dies aber pausenlos mit unserer täglichen Kost unserem Körper an. Ein Sportwagen fährt mit Superbenzin, bringt eine hohe Leistung, hat ein großes Beschleunigungsvermögen, er braucht aber viel Benzin.

*Kohlenhydrate* sind das Benzin für den Körper. Kohlenhydrate programmieren Ihren Körper auf Leistung, sie werden schnell verbrannt, liefern rasch Energie, halten aber nur eine geringe Zeit vor, denn der Körper verbraucht mehr davon. Deshalb sollten Sie auch mehr Kohlenhydrate als Fett essen.

*Fette* können vom Körper nur langsam in Energie umgewandelt werden. Sie halten dafür lange Zeit vor, der Körper braucht nur wenig davon. Fette sind deshalb mit dem Dieselkraftstoff vergleichbar: Ein Lastwagen fährt nur langsam an, kommt langsam auf Touren, hat ein geringes Beschleunigungsvermögen, dafür ist er aber im Verbrauch sehr sparsam. Damit können Sie sich den Unterschied zwischen Kohlenhydraten und Fetten gut merken. Durch die Auswahl des richtigen »Kraftstoffs« können Sie Ihrem Körper helfen, die von Ihnen gewünschte Leistung leicht und gerne zu erbringen.

Da uns dieses Beispiel so gut gefallen hat, haben wir das »K« der Kohlenhydrate und das »F« der Fette für unsere KFZ-Diät verwendet. Das »Z« der KFZ-Diät steht für Zwischenmahlzeiten. Die *Zwischenmahlzeiten* sind in der KFZ-Diät sehr wichtig. Sie verhindern das Absinken des Stoffwechsels, das beim Hungern eintritt. Ich habe noch keinen schlanken Menschen gefunden, der mir erzählte: »Gelegentlich hungere ich«. Dagegen gibt es kaum einen Übergewichtigen, der nicht mehrere Fastenkuren schon hinter sich gebracht hat. *Fasten* scheint also nicht besonders zur Gewichtsabnahme

*Abbildung 1:*
*Der rasante Sportwagen fährt mit Benzin, während der sparsame Lastwagen Dieselkraftstoff benötigt. Ein Gemisch wäre für beide Fahrzeuge fatal. Wir traktieren unseren Körper immer mit »kompletten Menüs«, in denen Kohlenhydrate (unser Benzin) und Fette (unser Dieselkraftstoff) enthalten sind.*

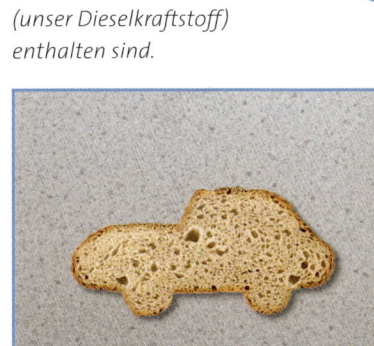

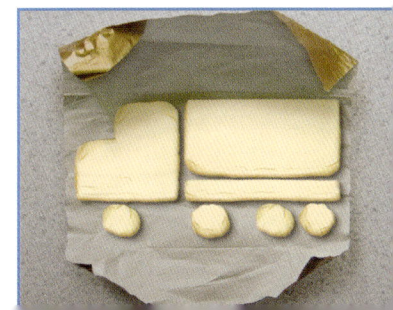

geeignet zu sein. Dies hängt natürlich auch mit den Genen zusammen, die von unseren Urahnen stammend bis zu dem heutigen Tage und weiterhin in uns wirksam sind. Tatsächlich kann sich Ihr Körper bestens auf Hungerperioden einstellen. Sobald Sie versuchen zu hungern, nimmt Ihr Gehirn an, dass wieder einmal keine Nahrung zur Verfügung steht und ihr Körper jetzt lange Zeit im Hungerzustand durchhalten muss. Woher soll es auch wissen, dass Sie heute nur nichts essen wollen, damit ihr Gewicht nicht zu sehr steigt. Folgerichtig stellt ihr Gehirn alle unnützen Energieausgaben ein, das kreative Denken, die Produktion der Körpersäfte. Lebhafte Bewegungen und die Freude an der Arbeit lassen nach, um möglichst lange im Hunger durchhalten zu können. Regelmäßige kleine Zwischenmahlzeiten halten den Stoffwechsel in Schwung, Ihr Gehirn muss sich keine Sorgen machen und gibt gerne die Energie für die oben beschriebenen Luxustätigkeiten aus. Diese Zwischenmahlzeiten sind das dritte Prinzip in unserer KFZ-Diät.

In den folgenden Kapiteln lernen Sie also nicht Kalorien zählen, sondern die richtige Kost Ihrem Körper zur rechter Zeit anzubieten. Die rechte Zeit ist dabei besonders wichtig, denn darauf beruht die schlankmachende Wirkung der KFZ-Diät. Die F-Phase beginnt, wenn Ihr Körper die angebotenen Kohlenhydrate verarbeitet hat. Dann beginnt er mit der Fettverbrennung. Das gegessene Fett wird dabei genauso behandelt wie das Fett auf Ihren Hüften: es wird verbrannt. Wenn Ihr Körper mit der Fettverbrennung begonnen hat, kann er kein Fett speichern. Die Speicherung der Fette setzt erst ein, wenn Sie wieder Kohlenhydrate essen. Wenn Sie aber in der F-Phase ein deftiges Schnitzel mit Gemüse oder Salat, einen Fisch mit Spargel oder Tomaten mit Mozzarella genießen, so wird die Fettverbrennung nicht unterbrochen. Befinden sich keine Kohlenhydrate in der Mahlzeit, so kann das gegessene Fett nicht auf Ihre Hüften gelangen. Damit Sie diesen Effekt erzielen, müssen Sie über die Zeitabstände in der KFZ-Diät informiert sein. All diese Geheimnisse erfahren Sie in den nächsten Kapiteln des Buches.

## Fett macht nicht nur dick – es hat auch wichtige Funktionen

**N**eulich hörte ich eine interessante Diskussion von zwei Ernährungswissenschaftlern. Der eine behauptete, Kohlenhydrate machen dick, während der andere darauf bestand, dass es vor allem das *Fett* ist. Nach einer halben Stunde ernsthafter wissenschaftlicher Diskussion war es immer noch nicht entschieden, wer Recht hat. Ihnen ist vielleicht schon klar, dass keiner der beiden Recht hatte. Das beweisen die verschiedenen Abmagerungsdiäten.

Es gibt Abmagerungsdiäten, die auf Kohlenhydrate bauen, während andere ausschließlich Fett empfehlen. Die kohlenhydratbetonten Diäten sind Ihnen vertraut, da sie einigermaßen bekömmlich und – wenn auch ungesund – über einen längeren Zeitraum einzuhalten sind. Das kann von den fettbetonten Diäten nicht gesagt werden. Nach wenigen Tagen fühlen die Teilnehmer ein Übelkeitsgefühl und einen Widerwillen, der die Fortsetzung der Diät verhindert. Abnehmen kann man sowohl mit den fettbetonten, wie mit den kohlenhydratbetonten Abmagerungsdiäten. Somit steht fest, dass weder Kohlenhydrate noch Fett dick machen. Vielmehr ist es die Kombination, die unseren Körper zum Fett speichern veranlasst. Was ist also dran am Fett?

| kohlenhydratbetonte Diäten | fettbetonte Diäten |
|---|---|
| • Dr.-Haas-Erfolgsdiät<br>• Pritikin-Programm<br>• Evers-Diät<br>• Waerlandkost<br>• Wandmaker<br>• Kartoffel-Diät<br>• Original Reis-Diät<br>• Sieben-Tage-Körnerkur | • Atkins-Diät<br>• Lutz-Diät<br>• Gayelord-Hauser-Diät<br>• Scarsdale-Diät<br>• Humplik-Kur<br>• Hollywood-Diät<br>• Stress-Diät<br>• Quark-Tage<br>• Max-Planck-Diät |

*Tabelle 1:*
*Kohlenhydrat- und fettbetonte Diäten sind einseitig und eignen sich nicht für eine langfristige Ernährungsumstellung*

13

## Zunächst die gute Nachricht

**F**ett ist nicht nur ein Brennstoff für den Körper, im Nahrungsfett werden auch die wichtigen Vitamine A, D, E und K transportiert. Zudem sind einige Fette für den Körper besonders wertvoll, da er sie selbst nicht bilden kann. Diese lebensnotwendigen Fette müssen mit der Nahrung zugeführt werden. Fette bestehen aus Fettsäuren, die im Dreierpack an ein Molekül Glycerin gebunden sind. Diese Fettsäuren entscheiden über den Wert des Fettes. Für den Erwachsenen sind es nur zwei Fettsäuren, die wertvoll sind: die Linol- und Alpha-Linolensäure. Derzeit überwiegt der Verzehr von Linolsäure den der Alpha-Linolensäure bei weitem, denn meist kauft der Verbraucher Sonnenblumenöl, Distelöl oder Keimöl. Ausgewogener, da reicher an Alpha-Linolensäure sind das Rapsöl, Walnussöl, Soja- oder Weizenkeimöl.

Natürlich können Sie auch Butter verwenden, dies ist aber nicht so ratsam, da im Fleisch und den Wurstwaren ebenfalls tierische Fette enthalten sind. Durch die Verwendung von pflanzlichen Ölen und Fetten (Tabelle 2, Seite 16) erzielen Sie einen gesunden Ausgleich. Pflanzliche Öle, auch das bekömmliche und schmackhafte Olivenöl, enthalten genauso viele Kalorien wie Butter oder Margarine. Damit sind wir beim wichtigsten Aspekt der Fette und Öle: Sie enthalten doppelt so viele *Kalorien* wie Kohlenhydrate, deshalb muss man sparsam damit umgehen. Darum jetzt:

## Die schlechte Nachricht

**F**ett liefert viele *Kalorien*, diese werden aber nur langsam verbraucht. Zur Entstehung des Übergewichtes trägt das Nahrungsfett am meisten bei. Der Fettverzehr ist in den letzten 100 Jahren stetig angestiegen. Während im Jahr 1900 der durchschnittliche Fettverzehr noch bei 68 g pro Tag lag, werden heute durchschnittlich 100 g Fett pro Tag verzehrt. In den Kriegszeiten lag der Fettverzehr nur bei 41 g pro Tag, in diesen Zeiten waren alle sogenannten Zivilisationskrankheiten bei uns fast unbekannt. Erst in den Nachkriegsjahren stieg die Häufigkeit des *Herzinfarkt*es, begünstigt durch die zunehmende Verbreitung des hohen *Blutdruck*s, des *Blutzucker*s, der *Gicht* und der *Fettstoffwechselstörungen*, in demselben Maße an wie der Fettverzehr.

Für Sie besonders gefährlich sind alle Produkte, die neben dem Fett auch noch Kohlenhydrate enthalten. Klar ist dieser Zusammenhang für Kuchen, Torten, Schokolade und Pralinen, weniger bekannt sind diese gefährlichen Kombinationen in den sogenannten »kompletten Menüs« sowie in Saucen, Cremes und Dressings. Denken Sie bitte immer daran: Wenn Sie gleichzeitig Kohlenhydrate und Fette zu sich nehmen, speichert der Körper jedes Gramm Fett. Aus diesem Grunde sind die versteckten Nahrungsfette für Sie besonders gefährlich. Achten Sie deshalb ganz besonders darauf, dass keine mit Mehl angedickten Saucen, zuckerhaltige Dressings oder Cremes Ihren Plan der Gewichtsabnahme durchkreuzen.

## Besonders gefährlich: die versteckten Fette

**D**as in der Kost enthaltene Fett lässt sich in 2 Gruppen unterteilen: sichtbares und unsichtbares Fett. Das sichtbare Fett ist Ihnen
bekannt, Butter, Margarine, Öl und die weiße Speckschicht am
Schinken. Weniger bekannt ist das unsichtbare Fett, das aber mehr als die
Hälfte des gesamten Fettverzehrs ausmacht. Durchschnittlich verzehrt der
Deutsche 83 g unsichtbares Fett pro Tag. Diese unglaublich hohe Menge ist
in Wurstwaren, Käse, Milchprodukten, Mayonnaisen und Dressings enthalten, erhebliche Mengen befinden sich aber auch in Süßigkeiten wie Schokolade, Pralinen, Kuchen und Torten (Tabelle 3, Seite 16). Diesen Produkten
sieht man den Fettgehalt meist nicht an, so ist es auch bei den Saucen und
Cremes, die unsere Mahlzeiten »verfeinern«.

Wenn Sie eine *Fettmahlzeit* genießen, befinden sich darin Eiweißstoffe
und Fette. Wieviel von den beiden Nährstoffen enthalten ist, können Sie
nicht erkennen. Wer kann einem Milchprodukt, dem Fleisch, der Wurst,
dem Fisch oder dem Käse ansehen, wieviel Fett sich darin versteckt? Fett
macht fett. Deshalb sollten Sie zum Abnehmen solche Fettmahlzeiten
zu sich nehmen, die mehr Eiweiß und weniger Fett enthalten (Tabelle 4).
Dies können Sie  nur durch die Angaben auf der Verpackung oder durch
Ihr Wissen feststellen. Das magerste Fleisch enthält 2–10% Fett, die Butter besteht zu fast 100% aus Fett, genauso wie die Öle. Der Wurst sieht
man ihren *Fettgehalt* nicht an, wenn es sich um eine Brühwurst handelt.
Hierzu gehören der Leberkäse, die Lyoner und die Wiener Würstchen, also
die Fleischwaren, für deren Herstellung der Metzger Fett und Fleisch zu
einem Brät verarbeitet hat. Durchschnittlich besteht ein Drittel dieser
Fleischprodukte aus Fett, denn der Metzger hat meist mehr Fett als Fleisch
übrig. Eine tüchtige Portion Paprika, Salz und Gewürze verdecken das Fett.
Hier müssen Sie besonders sorgfältig abwägen, wieviel Sie sich gönnen
wollen. Leichter abzuschätzen ist der *Fettgehalt* im Schinken, hier sehen Sie
die weiße Speckschicht und können sie während der Zeit des Abnehmens
vermeiden. Bei den gebratenen oder den gekochten Hühnchen ist die Haut
besonders fettreich. Während der Zeit des Abnehmens sollten Sie deshalb
besser darauf verzichten. Genauso empfiehlt es sich, Milch und Milchprodukte in Ihrer fettreduzierten Stufe, also 1,5%ig, zu verwenden. Diese Milch
schmeckt genau so gut wie die Vollmilch, liefert aber nur die Hälfte der
*Kalorien*. Ähnlich ist es beim Käse. Hier wird der *Fettgehalt* in Prozent (%)
der Trockensubstanz angegeben. Sie können Käse bis zu 45% Fett in der

Trockensubstanz während des Abnehmens genießen. Weichkäse enthält etwa ein Drittel Trockensubstanz, von der dann die angegebene Menge Fett errechnet werden kann. Wollen Sie also 100 g Weichkäse essen, so befindet sich darin 33 g Trockensubstanz und bei 45% Fettanteil nehmen Sie etwa 15 g Fett zu sich. Manchmal wenden die Hersteller einen Trick an: Sie geben den Fettgehalt nur in Prozent des Gesamtgewichts an, der eben beschriebene Käse hätte in einer solchen irreführenden Aufschrift den niedrigen Fettgehalt von nur 15%. Achten Sie also bei fettreduziertem Käse immer auf die Aufschrift, ob sich der Fettgehalt auf die Trockensubstanz (i.d.Tr.) oder auf das Gesamtgewicht bezieht.

*Tabelle 2:*
*Beispiele für tierische und pflanzliche Fette*

| tierische Fette | pflanzliche Fette |
|---|---|
| • Speck , Butter<br>• Fleisch, Wurst<br>• Milch, Sahne<br>• Joghurt, Quark<br>• Käse, Eier<br>• Fisch | • Öle<br>• Margarine<br>• Tofu<br>• Avocado |

*Tabelle 3:*
*Versteckte Fette sind enthalten in:*

| | |
|---|---|
| • Kuchen, Torten<br>• Keksen<br>• Schokoladen, Pralinen<br>• Marzipan | • Wurst, Brät<br>• Käse<br>• Saucen<br>• Nüssen |

*Tabelle 4:*
*Fett liefert viel Energie. Deshalb verwenden Sie zum Abnehmen solche Fettmahlzeiten, die mehr Eiweiß und wenig Fett enthalten (Fortsetzung nächste Seite).*

| Lebensmittel mit viel Fett | g Fett/ 100g LM | Lebensmittel mit weniger Fett | g Fett/ 100g LM |
|---|---|---|---|
| • Vollmilch | 3,5 | • Fettarme Milch | 1,5 |
| | | • Magermilch | 0,3 |
| • Vollmilchjoghurt | 3,8 | • Fettarmer Joghurt | 1,6 |
| | | • Magermilchjoghurt | 0,3 |
| • Sahnequark | 11,5 | • Magerquark | 0,3 |

| Lebensmittel mit viel Fett | g Fett/ 100 g LM | Lebensmittel mit weniger Fett | g Fett/ 100 g LM |
|---|---|---|---|
| • normale Butter Margarine | 83 | • Halbfettbutter/ Joghurtbutter/ Halbfettmargarine | 40 |
| • Crème fraîche/ Schmand | 20–40 | • Sauerrahm (bis 10% Fett) | 10 |
| • Käse (ab 45% Fett i. Tr.) | über 30 | • Käse (bis 45% Fett i. Tr.) | bis 30 |
| • Wurst (Streichwurst, Salami, Extrawurst) | ca. 30 | • magerer Schinken | 6 |
| • Hähnchen mit Haut | 10 | • Hähnchen ohne Haut | unter 10 |

In Milch, Käse und Fleisch befindet sich Cholesterin, das aber für Sie während der KFZ-Diät keine wesentliche Rolle spielt. Da Sie zwei Kohlenhydratmahlzeiten einhalten, ist das wünschenswerte Verhältnis der Nährstoffe gesichert und das Cholesterin spielt eine untergeordnete Rolle. Wenn bei Ihnen eine Fettstoffwechselstörung vorliegt, so sollten Sie sich mit Ihrem Hausarzt abstimmen, der Ihnen entsprechende Maßgaben vermittelt.

Ihr Cholesterinspiegel sinkt durch die Gewichtsabnahme mehr als durch »Fettmodifikation«.

## Kohlenhydrate sind gut, es müssen aber die richtigen sein

**K**ohlenhydrate enthalten nur halb soviel Kalorien wie Fett. Als Betriebsstoff verbrauchen Muskeln bevorzugt, das Gehirn sogar ausschließlich Kohlenhydrate. Kohlenhydrate sind für den Muskel und das Gehirn rasch verfügbar. Der 100 Meter-Sprinter verbrennt während seines Laufes fast seine gesamten Kohlenhydratreserven in den Muskeln. Bei längeren Anstrengungen merkt man oft nach einiger Zeit ein Formtief, das den Verbrauch der Kohlenhydrate für die Energiegewinnung anzeigt und die Umstellung auf die Fettverbrennung signalisiert.

Prinzipiell kann der Körper aus Kohlenhydraten auch Fette aufbauen. Für diesen mühsamen Weg entscheidet sich der Körper aber nur, wenn man ihn mit »schlechten« Kohlenhydraten mästet (Tabelle 6). Wenn Sie morgens

»gute« Kohlenhydrate genießen, kommt Ihr Stoffwechsel rasch in Fahrt, Sie fühlen Sich energiegeladen, beschwingt und gut gerüstet für den Tag.

<table>
<tr><td>Tabelle 5:<br>Kohlenhydrate sind<br>enthalten in:</td><td>• Getreide: Weizen, Roggen, Dinkel, Grünkern, Reis, usw.<br>• Getreideprodukte: Brot, Grieß, Cornflakes, Mehl, Nudeln, usw.</td><td>• Hülsenfrüchte: Linsen, Erbsen, Bohnen<br>• Obst<br>• Zucker</td></tr>
</table>

## Schlechte Kohlenhydrate

A ls Faustregel gilt: Kohlenhydrate aus Naturprodukten sind gut, industriell »raffinierte« Produkte enthalten *schlechte Kohlenhydrate*. Zucker wurde industriell aus Rüben oder Zuckerrohr hergestellt, ist also schlecht. Neben Zucker gibt es auch andere Kohlenhydrate, die nicht mehr in ihrer natürlichen Beschaffenheit verzehrt werden. Honig ist zwar ein Naturprodukt, er wurde von den Bienen aus Blüten gesaugt und konzentriert. Er ist ebenso ungünstig zum Abnehmen. Weißmehl wurde aus dem Weizen extrahiert und ist schlecht, ebenso ist es mit Weißbrot und Kuchen, die daraus hergestellt wurden. Günstiger ist Graubrot, bei ihm besitzt das Korn noch einen Teil seiner wertvollen Hülle.

## Warum ist Zucker zum Abnehmen ungeeignet?

Z ucker alleine macht nicht dick. Zahlreiche Studien haben gezeigt, dass Normalgewichtige einen weitaus höheren Verzehr an *Zucker* haben als Übergewichtige. Dennoch wird in der Werbung, aber auch von ärztlicher Seite Übergewichtigen oft geraten: »Zucker macht dick, nehmen Sie Süßstoff, wenn Sie abnehmen wollen!« Ich habe noch nie einen Menschen getroffen, der mir gesagt hat: »Seit ich Süßstoff nehme, habe ich an Gewicht abgenommen«.

Trotzdem sollten Sie während der Gewichtsabnahme mit Zucker sparsam umgehen. Wenn Sie abnehmen wollen, so ist die Normalisierung Ihres Insulinspiegels ein vordringliches Ziel. Das können Sie durch den Verzehr von Süßigkeiten, Honig und Zucker nicht erreichen. Im Kapitel Insulin – der

Hauptakteur im Teufelskreis des Dickwerdens – werden Sie alles über dieses wichtige Hormon lesen. Sie können aber jetzt schon versuchen, Ihren Insulinhaushalt in Ordnung zu bringen, indem Sie gute Kohlenhydrate verwenden und die schlechten meiden. Wenn es gar nicht gelingt, verwenden Sie vorübergehend Süßstoff zum Abnehmen und reduzieren Sie nach und nach die Dosis.

Schlechte Kohlenhydrate (alles was süß schmeckt) werden rasch aus dem Darm aufgenommen. Sie bewirken eine rasche und erhebliche Steigerung des Blutzuckers über die kritische Schwelle (Diabetes-mellitus-Schwelle) und schädigen dadurch die Gefäße. Diese Kohlenhydrate sind äußerst ungünstig, da der rasch ansteigende Blutzucker die ungebremste Freisetzung von großen Insulinmengen aus der Bauchspeicheldrüse bewirkt. Insulin senkt den Blutzuckerspiegel, wirkt aber länger und deshalb kommt es nachfolgend zu einer Unterzuckerung des Blutes. Fällt der Blutzuckerspiegel unter einen kritischen Wert (60 mg pro 100 Milliliter, die sogenannte Heißhunger-Schwelle), so tritt immer Hungergefühl auf und erzwingt eine erneute Nahrungszufuhr. Die Zuckerstoffe tragen damit maßgeblich zum Auftreten des Übergewichts und seiner Folgen bei (siehe Kapitel »Das richtige Körpergewicht« ab Seite 61). Neben den Produkten, die Haushaltszucker enthalten, wie Schokolade, Kuchen, Pralinen und Süßigkeiten, finden sich die Einfachzucker in hoher Konzentration auch in den süßen Früchten. Hierzu gehören Weintrauben, fast alle Südfrüchte (Ausnahmen z.B. Papaya, Karambole, Physalis, Limetten), überreife Birnen, getrocknete Datteln, also alle süß schmeckenden Früchte. Gelegentlich schmeckt man den Fruchtzuckergehalt nicht, wie bei der Grapefruit, die fast soviel Zucker enthält wie Äpfel. Getrocknetes Obst ist sehr reich an Zucker und deshalb zum Abnehmen nicht geeignet.

Auf vielen Produkten steht »mit natürlichem Fruchtzucker hergestellt« oder »nur mit Zucker aus Früchten hergestellt« und das soll Gutes verheißen. Dennoch stieg z.B. in den USA der Fruchtzuckerverzehr innerhalb der letzten zwanzig Jahre um das Zehnfache an und in etwa demselben Umfang hat sich die Zahl der Übergewichtigen erhöht. Fruchtzucker lässt das Insulin nicht ansteigen, sodass durch seinen Verzehr keinerlei Sättigungsgefühl entsteht. Das Verlangen nach mehr ist die natürliche Folge. Der so im Überschuss aufgenommene Fruchtzucker wird von der Leber sofort in Fett umgewandelt – und so gespeichert. Fruktose macht also hungrig und dick. Zudem ist eine Unverträglichkeit von Fruchtzucker beim Verzehr größerer Mengen häufig. Sie tritt dosisabhängig bei etwa 30% aller Erwachsenen auf.

*Besonders in der Zeit der Gewichtsreduktion sind rasch resorbierbare Kohlenhydrate unbedingt zu vermeiden, da es kaum möglich ist, die nachfolgende Unterzuckerung und das dadurch ausgelöste Verlangen nach erneuter Nahrungszufuhr zu überbrücken. Das ist das Geheimnis, warum gute Kohlenhydrate satt und schlechte Kohlenhydrate dick machen.*

*Fruchtzucker macht dick!*

Frisches Obst ist zum Abnehmen, mit Ausnahme der sehr zuckerreichen Sorten (z. B. Weintraube) durchaus geeignet. Allerdings lösen manche Obstsorten besonders bei Übergewichtigen ein Hungergefühl aus. Das könnte mit dem erhöhten Insulinspiegel bei Übergewichtigen zusammenhängen. Am besten verträglich sind die Früchte mit etwa gleichem Verhältnis von Glukose und Fruktose, wie z.B.: Banane, Honigmelone, Kiwi. In der K-Phase sind diese für Sie am bekömmlichsten.

*Tabelle 6:*
*»Schlechte« Kohlenhydrate lösen Hungergefühl aus und tragen damit maßgeblich zum Auftreten des Übergewichts bei. Besonders in der Zeit der Gewichtsabnahme sollten Sie die schlechten Kohlenhydrate vermeiden.*

| schlechte Kohlenhydrate | gute Kohlenhydrate |
|---|---|
| • Weißbrot, Toast | • Mischbrot, Vollkornbrot |
| • Gebäck, Kekse, Weißmehlprodukte | • Vollkornprodukte, Getreide, Müesli, Grieß |
| • Polierter Reis | • Unpolierter Reis |
| • Eiernudeln | • Hartgrießnudeln, Vollkornnudeln |
| • Zucker | • Kartoffeln |
| • Süßigkeiten | • Hülsenfrüchte (Bohnen, Erbsen, Linsen) |

## Gute Kohlenhydrate

**G**ute Kohlenhydrate sind in den naturbelassenen Produkten enthalten. Sie wurden nicht industriell bearbeitet oder konzentriert, wie dies beim weißen Mehl, dem Haushaltszucker und dem Honig der Fall ist. Zu den guten Kohlenhydraten zählen Kartoffeln, Hartgrießnudeln, Grieß, Vollkornprodukte und Naturreis (Tabelle 6). Diese Lebensmittel haben einen hohen Sättigungswert. Die Kohlenhydrate liegen in langkettigen Verbindungen vor, so dass sie nur langsam den Blutzucker erhöhen können und damit dem Insulin ausreichend Zeit zur Wirkung geben. Deshalb kommt es nach diesen Kohlenhydraten zu keiner Unterzuckerung des Blutes und das Sättigungsgefühl bleibt über längere Zeit erhalten. Die guten Kohlenhydrate werden vom menschlichen Körper nicht in Fett umgewandelt.

Zu den guten Kohlenhydraten werden auch Hülsenfrüchte, wie Erbsen, Linsen oder Bohnen gerechnet. Diese sind zudem Lieferanten von wertvollem pflanzlichen Eiweiß, haben einen hohen Sättigungswert und sind deshalb für die KFZ-Diät gut geeignet.

# Faserstoffe (Ballaststoffe) – wichtig für die Verdauung

**G**ute Kohlenhydrate sind gleichzeitig Lieferanten von *Faser- bzw. Ballaststoffe*n, die zu einer besseren Darmtätigkeit beitragen. Faserstoff- bzw. Ballaststoff-reich sind Vollkornprodukte, Kleie, Hülsenfrüchte, Kartoffeln, Obst und Gemüse (Tabelle 7).

| *Faser- bzw. Ballaststoff-arm sind:* | *Faser- bzw. Ballaststoff-reich sind:* |
|---|---|
| • **Raffinierte Lebensmittel**<br>Weißmehlprodukte, Zucker, polierter Reis | • **Sattmacher**<br>Vollkornprodukte, Hülsenfrüchte, Obst und Gemüse |
| • **Tierische Lebensmittel**<br>Fleisch, Wurst, Milch, Milchprodukte | • **Feste Faserstoffe**<br>Kleie, Leinsamen, Müeslimischungen |
| • **Fette**<br>Schokolade, Sahne, Butter, Margarine, Öle | • **Flüssige Faserstoffe**<br>Johannisbrotkernmehl, Guarkernmehl, Agar Agar |

*Tabelle 7:*
*Faser- bzw. Ballaststoffe verbessern die Darmtätigkeit und regulieren die Aufnahme der Nährstoffe. Zudem machen sie satt und liefern keine Kalorien. Deshalb sind faserstoffreiche Lebensmittel für die KFZ-Diät sehr gut geeignet.*

Neben diesen festen Faserstoffen gibt es auch flüssige Faserstoffe, die in den Pektinen des Apfels enthalten sind, können aber auch als Johannisbrotkernmehl, Agar-Agar oder Guarkernmehl im Reformhaus gekauft werden. Sie können sehr gut als Mehlersatz zum Andicken von Suppen und Saucen verwendet werden. Flüssige Faserstoffe fördern die Entwicklung einer gesunden Darmflora und tragen so zur Erhaltung der Gesundheit bei.

# Sattmacher – für Sie besonders wichtig

**S**attmacher sind die Stützen, mit denen Sie Ihre KFZ-Diät angenehm machen können, mit denen Sie satt werden können und trotzdem Gewicht abnehmen. Zu den Sattmachern gehören fast alle Gemüse, Wurzeln und Salate. Ihr Kohlenhydratanteil liegt unter 10 g pro verzehrsüblicher Portion (200 g) und ist damit so gering, dass er Ihnen nicht schaden kann (siehe beiliegende KFZ-Lebensmittel-Tabelle). Denn die Kohlenhydrate sind in den Sattmachern durch Faser- bzw. Ballaststoffe und Wasser so verdünnt, dass sie zu keinem messbaren Anstieg des Blutzuckers führen. Die Sattmacher können deshalb sowohl als Zwischenmahlzeit, zu einer Fett- wie auch zu einer Kohlenhydratmahlzeit gegessen werden.

Wenn Sie bei einem Essen mit Schweinebraten, Kraut und Knödel die Knödel gegen eine zusätzliche Portion Kraut austauschen, so haben Sie die Kohlenhydrate durch einen Sattmacher ersetzt und alles getan, was zur Ernährung im Sinne der KFZ-Diät erforderlich ist. Achten sie aber unbedingt darauf, dass das Kraut nicht mit einer hässlichen Mehlschwitze gebunden wurde. Ebenso können Sie in einer Rindfleisch-Reis-Gemüsepfanne den Reis durch Karotten, Champignons oder Brechbohnen ersetzen und damit leicht eine Fettmahlzeit* herstellen. In der Regel gelingt der Austausch eines Kohlenhydrats gegen einen Sattmacher leicht, besonders, wenn Sie einmal im Restaurant essen müssen.

Zu Hause haben Sie es wesentlich leichter. Es ist eine Kleinigkeit, mit den in der Tabelle 8 angegebenen Sattmachern die passende Ergänzung für Ihre Fett- oder Kohlenhydratmahlzeit zu finden. Rezepte, die Sie nach Ihrem Geschmack abwandeln können, finden Sie im Anhang 2 (Rezepte ab Seite 79).

*Tabelle 8:*
*Bei den meisten Rezepten können Sie eine Fettmahlzeit dadurch herstellen, dass Sie statt Kartoffeln, Nudeln oder Reis einen dieser Sattmacher verwenden.*

| Sattmacher, erlaubt zu Kohlenhydrat- und Fettmahlzeiten | | |
|---|---|---|
| Artischocken | Grünkohl | Rosenkohl |
| Auberginen | Karotten | Rotkohl |
| Bambussprossen | Knollensellerie | Sauerkraut |
| Blumenkohl | Kohlrabi | Schwarzwurzeln |
| Bohnenkeimlinge | Kopfsalat | Spargel |
| Brechbohnen | Kürbis | Spinat |
| Broccoli | Lauch | Steckrüben |
| Chicorée | Mangold | Steinpilze |
| Champignons | Paprikaschoten | Stielmus |
| Chinakohl | Pfifferlinge | Tomaten |
| Eisbergsalat | Radicchio | Weißkohl |
| Endivien | Radieschen | Wirsing |
| Feldsalat | Rettich | Zucchini |
| Fenchel | Rhabarber | Zwiebel |
| Gurken | | |

---

* Fettmahlzeit bedeutet im Zusammenhang mit der KFZ-Diät nicht »viel Fett«, sondern »kaum Kohlenhydrate«. Wenn Sie rascher abnehmen wollen, achten Sie darauf, Ihre Fettmahlzeiten zugunsten von viel Eiweiß, dafür aber mit wenig Fett auszurichten (Verwendung von magerem Fleisch und Fisch, Schinken ohne Fett usw.).

# die KFZ-Diät in der Praxis?

**E**ntscheiden Sie zuerst, ob Sie eine Kohlenhydratmahlzeit oder eine Fettmahlzeit genießen wollen. Das müssen Sie mit Ihrem Kopf tun. Denn Ihr Instinkt sagt Ihnen: ein komplettes Menü ist besser. Daran sind Sie von Kindheit an gewöhnt. Das ist auch der Grund für das Übergewicht. Ihr Körper speichert gierig Fett. Jetzt wollen wir das ändern, sofort.

Wenn Sie eine Kohlenhydratmahlzeit wählen, dürfen keine Fette dabei sein. Sonst speichert Ihr Körper sofort jedes Gramm Fett, das Sie zu den Kohlenhydraten gegessen haben. Dafür dürfen Sie Kohlenhydrate essen, bis Sie satt sind. Nur keine Angst vor größeren Portionen, so lange kein Fett dabei ist, kann nichts passieren.

Für die Fettmahlzeit gilt dasselbe. Zum Abnehmen sollten Sie aber die fettarmen Produkte wählen. Denken Sie vor allem an die Zeitabstände, damit Kohlenhydrate und Fette auch im Blut nicht zusammentreffen (siehe Kapitel »Zeitabstände« ab Seite 26). Sonst beginnt Ihr Körper sofort mit der Fettspeicherung.

## Die Kohlenhydratmahlzeit

**K**ohlenhydratmahlzeiten geben Ihnen die Möglichkeit, die guten Kohlenhydrate (Tabelle 6) reichlich zu genießen. Sparen Sie nicht an Kartoffeln, Nudeln, Reis und Grieß. Gönnen Sie sich ganz normale Portionen. Es darf aber kein Fett auf Ihrem Teller erscheinen, sonst wandert dieses sofort in die Rettungsringe um Ihre Hüften und steigert Ihr Gewicht. Dafür können Sie die Sattmacher (Tabelle 8) genießen, bis Sie satt sind.

*Gute Kohlenhydrate können Sie reichlich genießen: Bis zu 4 Stunden vor der Fettmahlzeit.*

## Die Fettmahlzeit

**F**ettmahlzeiten bestehen aus Fleisch, Fisch oder Käse (Tabelle 2) mit so vielen Sattmachern (Tabelle 8), wie Sie wollen.
Genießen Sie diese Fettmahlzeit erst, wenn ihr Körper bereits mit der Fettverbrennung begonnen hat. Das ist etwa vier Stunden nach der

*Fette in der Nahrung gelangen nicht in die Fettspeicher, wenn der Körper bereits mit der Fettverbrennung begonnen hat.*

Kohlenhydratmahlzeit der Fall. Dann kann das gegessene Fett nicht in den Fettpolstern gespeichert werden, denn von dort strömt es gerade heraus. Sie werden den Tisch gesättigt verlassen und lange Zeit nicht hungrig sein. Aber Achtung! Schon geringe Mengen gleichzeitig gegessener Kohlenhydrate führen sofort zur Fettspeicherung.

## Die Zwischenmahlzeiten

**I**mmer geeignete Zwischenmahlzeiten sind frische Gemüse wie Karotten, Kohlrabi, Gurken oder Tomaten, sowie entrahmte Milch und Milchprodukte (Tabelle 9). Sie können auch Getränke, zum Beispiel eine Apfelschorle als Zwischenmahlzeit wählen. Vor und nach der Fettmahlzeit (Umstellung und F-Phase) müssen Sie auf die Kohlenhydrate in den Zwischenmahlzeiten achten (nicht mehr als 10 g Kohlenhydrate). Sie dürfen die Fettverbrennung nicht verhindern. Nach der Fettmahlzeit (F-Phase) können Sie bei Bedarf eine kohlenhydratarme Zwischenmahlzeit wie ein Stückchen Käse (bis 45% F. i.Tr.) oder etwas Kochschinken mit Tomate oder Gurke zu sich nehmen. In der K-Phase darf kein Fett in der Zwischenmahlzeit enthalten sein. Geeignet sind Vollkornsemmeln, Brot mit Marmelade oder Obst. Vorschläge für richtige Zwischenmahlzeiten finden Sie in Tab. 9 und 10.

### Warum Zwischenmahlzeiten?

| | |
|---|---|
| 1 | *Zwischenmahlzeiten verhindern das Absinken des Grundumsatzes und verhindern das Auftreten von Hungergefühl.* |
| 2 | *Neutrale Zwischenmahlzeiten regeln die Umstellung auf die Fettverbrennung.* |

**W**enn Sie hungern, läuft Ihr Organismus auf Sparflamme und organisiert sich optimal auf die bevorstehende – wie er meint – anhaltende Notzeit. Möglichst viel der zugeführten Nahrung wird konsequent gespeichert, um das Überleben möglichst lange zu gewährleisten.

*Lassen Sie konsequent keine Mahlzeit aus!*

Sie kennen sicher einige Freunde in Ihrem Umkreis, die nach vielen vergeblichen Fastenkuren nun ihr Spitzengewicht resigniert erreicht haben. Die Bedauernswerten sind fest davon überzeugt, dass bei ihnen doch nichts nützt. Dabei haben sie nur Ihrem Körper das falsche Signal »hungern« gegeben.

Die richtige und wichtige Information für Ihren Körper muss lauten: Du bekommst Deine Nahrung regelmäßig und rechtzeitig.

Wenn Sie regelmäßig das Richtige essen, muss sich Ihr Körper keine Sorgen um die Zukunft machen und gibt seine Energie gerne für die geforderte Leistung aus. Wenn Sie fasten, zwingen Sie Ihren Körper zu Sparmaßnahmen und er drosselt den Grundbedarf. Essen Sie aber regelmäßig das Richtige, so dankt es Ihnen Ihr Körper mit besserer körperlicher und geistiger Leistungsfähigkeit. Dann sind Ihr Körper und Geist richtig eingestellt und es werden nicht unzweckmäßige »stille« Reserven für Notzeiten angelegt. Ihr Körper ist bereit Leistung zu erbringen.

Wenn Sie abnehmen wollen, empfiehlt es sich während dieser Zeit auf viel Fett und »schlechte« Kohlenhydrate (siehe Kapitel »Kohlenhydrate und Fette« ab Seite 11) ebenso zu verzichten wie auf Alkohol. Das gilt auch für die Zwischenmahlzeiten. Gute Kohlenhydrate, besonders als Zwischenmahlzeiten, heben den Blutzuckerspiegel nur wenig an.

| Vormittags K-Phase | Nachmittags und immer | Spätmahlzeit F-Phase |
|---|---|---|
| frisches Obst, z.B. Banane, Kiwi, Orange | frisches Gemüse, z.B. Karotte, Kohlrabi, Gurke, Tomate und Gemüsebrühe sowie die in Tabelle 10 (Seite 26) empfohlenen Früchte | Käse bis zu 45% Fett i.Tr. Vollmilch und Milchprodukte (nicht fettreduziert) |
| Fruchtschorle | Gemüsesaft, ungesüßte Smoothies | Braten, Roastbeef, Sülze |
| Magerjoghurt mit oder ohne Frucht | Buttermilch ohne Frucht | Eier, Rührei, Spiegelei usw. |
| Brezel, (Vollkorn-)-Semmel oder -Brot mit (Kräuter-)Magerquark, Marmelade, Früchten oder Gemüse als Belag | Magerjoghurt, Magerquark (mit Kräutern) | Avocado |

Tabelle 9:
Die Zwischenmahlzeit, nach der K-Phase und vor der F-Phase, darf die Effekte der KFZ-Diät nicht behindern.
• Am Nachmittag nicht mehr als 2 g Fett und als 10 g Kohlenhydrate, bis 2 Stunden vor der Low-carb-Abendmahlzeit.
• Für späten Hunger, das Lebensmittel verwenden, das Sie in der F-Phase verzehrt haben. Aber nicht zu viel Fett essen, sonst wird es nicht bis zum Frühstück verdaut und speichert dann das dabei ansteigende Insulin auf den Hüften.
• Ungeeignet sind Süßigkeiten oder Lebensmittel, die Fett und Zucker enthalten, z.B. Schokolade, Pralinen, Schokoriegel, Kuchen, Eis, Sahnebonbons, unverdünnte Fruchtsäfte, gezuckerte Säfte, Limonaden/Softdrinks.

*Tabelle 10:*
*Empfohlene Obstsor-*
*ten enthalten weniger*
*als 10 g Zuckerstoffe in*
*100 g Lebensmittel und*
*können zwei Stunden*
*vor einer Fettmahlzeit*
*noch gegessen werden,*
*wenn nicht mehr als*
*100 g verzehrt werden.*

| Nicht empfohlene Obstsorten | Empfohlene Obstsorten | |
|---|---|---|
| • Ananas | • Apfel mit Schale | • Johannisbeeren, rot |
| • Honigmelone | • Apfelsine | • Kiwi |
| • Mirabellen | (Orange) | • Mandarinen |
| • Reineclauden | • Aprikosen | • Nektarinen |
| • Weintrauben | • Banane | • Pfirsich |
| • Trockenobst | • Brombeeren | • Pflaumen |
| | • Erdbeeren | • Stachelbeeren |
| | • Himbeeren | • Wassermelonen |

## Kohlenhydrat- und Fettphase

ei der KFZ-Diät wird Ihr Tag in eine Kohlenhydrat- (K-Phase) und in eine Fettphase (F-Phase) eingeteilt. In der K-Phase dürfen Sie kein Fett essen und in der F-Phase müssen Sie sicher sein, dass keine Kohlenhydrate auf dem Teller sind.

🛑 *in der Kohlenhydratphase keine Fette (empfohlen: vormittags und mittags)*
🛑 *in der Fettphase keine Kohlenhydrate (empfohlen: abends)*

In der K-Phase dürfen Sie gute Kohlenhydrate genießen, bis Sie satt sind. Wenn Sie aber in der K-Phase Fette essen, wird jedes gegessene Gramm Fett gespeichert und muss mühsam wieder von den Hüften gelockt werden.

In der F-Phase genießen Sie Ihr Steak oder Ihren Fisch mit Salat und profitieren vom wichtigsten Vorteil der KFZ-Diät: Das darin enthaltene Fett kann dann nicht gespeichert werden.

Voraussetzung ist, dass Ihr Körper mit der Fettverbrennung begonnen hat, wenn Sie Ihr Steak genießen. Im Zustand der Fettverbrennung können Sie kein Fett in den »Pölsterchen« einlagern. Die Fettverbrennung setzt etwa 4 Stunden nach einer Kohlenhydratmahlzeit ein. Alles kommt also darauf an, dass Sie vor der Fettmahlzeit alle gegessenen Kohlenhydrate verarbeitet haben. Nach der Fettmahlzeit dürfen Sie keine Kohlenhydrate essen, sonst wird die Fettverbrennung abgestellt und Ihr Körper speichert das gegessene Fett. Sie erreichen diesen beneidenswerten Zustand mit »neutralen« Zwischenmahlzeiten vor der Fettmahlzeit.

Neutrale Zwischenmahlzeiten sind in der Tabelle »Zwischenmahlzeiten« angegeben. Wählen Sie die Ihnen am besten erscheinende Zwischenmahlzeit unter den Sattmachern, wie Salatgurken, Kohlrabi oder den Produkten aus Magermilch.

*Empfohlenes Schema*

| Frühstück | Neutrale | Abendessen |
|---|---|---|
| Kohlenhydrat-phase (Low fat) | Zwischenmahlzeit | Fettphase (Low carb) |

- *Die Kohlenhydratphase dauert bis vier Stunden nach der letzten Kohlenhydratmahlzeit.*
- *Die Fettphase dauert bis sechs Stunden nach der letzten Fettmahlzeit.*

| | |
|---|---|
| **Kohlenhydrat- zu Fettmahlzeit** *Empfohlen für Mittag zu Abendessen* | **mindestens 4 Stunden** |
| **Fettmahlzeit zu Kohlenhydrat-mahlzeit** *Empfohlen für Abendessen zu Frühstück* | **mindestens 6 Stunden** |

| | |
|---|---|
| 1 | *Nie Kohlenhydrate und Fette zusammen essen.* |
| 2 | *Zwischenmahlzeiten einhalten.* |
| 3 | *Mindestabstände zwischen Fett- und Kohlenhydratmahlzeit (6 Std.) und zwischen Kohlenhydrat- und Fettmahlzeit (4 Std.) beachten.* |

| | |
|---|---|
| 7⁰⁰ | *Müesli* |
| 10⁰⁰ | *1 Apfel* |
| 12⁰⁰ | *Spaghetti mit Tomatensauce* |
| 15⁰⁰ | *1 Joghurt ohne Frucht* |
| 19⁰⁰ | *Steak mit Salat* |
| 21⁰⁰ | *nur bei Bedarf: Käse mit Tomaten* |

*Prägen Sie sich die Zeitabstände für die Mahlzeiten während des Abnehmens mit der KFZ-Diät besonders genau ein.*
*Sie entscheiden darüber, ob weiterhin Fett gespeichert wird, oder ob Sie genussvoll abnehmen.*

*Tabelle 12:*
*Regeln für die KFZ-Diät*

*Ein Tagesplan für die KFZ-Diät.*

# Die Ernährungspyramide

**D**ie Ernährungspyramide wurde von der Deutschen Gesellschaft für Ernährung entwickelt, um die Bedeutung der verschiedenen Nährstoffe für die Ernährung zu verdeutlichen.

Wir haben die Ernährungspyramide für Sie geändert, damit sie auch für die KFZ-Diät verwendbar ist. Sie soll Ihnen helfen, die Mengen der einzelnen Nährstoffe und die Zusammensetzung Ihrer Mahlzeiten vor Augen zu haben.

◈ Die Basis sind die Sattmacher, die immer gegessen werden dürfen: Sie können sie zu der Fettmahlzeit, zur Kohlenhydratmahlzeit oder als Zwischenmahlzeit reichlich essen.

◈ Die zweite Ebene zeigt Ihnen die Kohlenhydrate: Sie können Kohlenhydrate in normalen Mengen essen.

🛑 Vorsichtig sollten Sie mit der dritten Ebene sein, auf der die Fette zu sehen sind. Besonders zur Gewichtsabnahme sind die fettarmen Varianten angezeigt.

🛑 Für die Gewichtsabnahme ungeeignet ist die Spitze der Pyramide, die Sie auch bei einer gesunden Ernährung nur selten in kleinen Portionen genießen sollten.

◈ In der Mitte der Pyramide finden sich fettarme Milch und Milchprodukte. Diese eignen sich besonders bei der Umstellung von der K-Phase zur F-Phase.

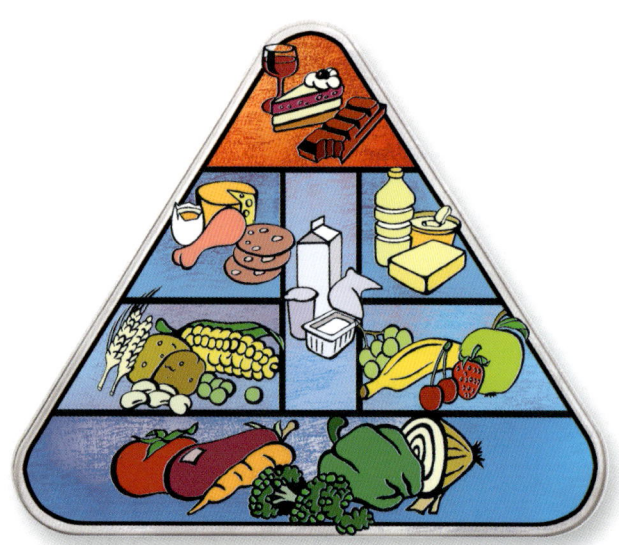

*Abbildung 2:
Die Ernährungspyramide soll Ihnen helfen, die Mengen der einzelnen Nährstoffe und die Zusammensetzung Ihrer Mahlzeiten vor Augen zu haben.*

# Wieviel darf man essen?

**M**achen Sie sich keine Gedanken, wieviel Kohlenhydrate (Frühstück und Mittagessen) Sie zu sich nehmen dürfen. Essen Sie einfach, bis Sie sich satt fühlen. Wenn Ihnen die Portionen zu groß erscheinen oder Sie schnell abnehmen wollen, essen Sie mehr von den »Sattmachern«. Vorsichtiger sollten Sie bei der Fettmahlzeit sein. Solange Sie abnehmen wollen, wählen Sie fettarme Produkte (Tabelle 4) und essen Sie dazu Sattmacher so viel Sie wollen. Wieviel Sie essen können ohne Gewicht zuzunehmen, wird durch den Energiebedarf Ihres Körpers bestimmt. Einen Anhaltspunkt für normale Portionsgröße geben Ihnen die beiden folgenden Beispielteller. Der Energiebedarf Ihres Körpers wird im Kapitel »Grundumsatz – Arbeitsumsatz« näher beschrieben.

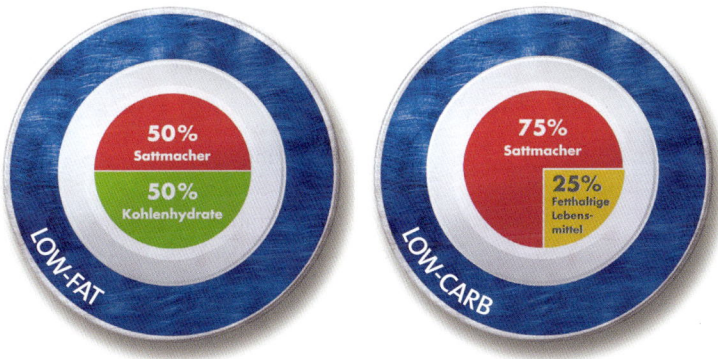

*Wählen Sie keine zu großen Portionen, die machen nicht mehr satt als normale Portionen. Diese »Vergleichsteller« geben Ihnen einen guten Anhalt: Bei einer Kohlenhydratmahlzeit (Low-Fat, Abbildung links) ist eine Hälfte des Tellers für Kohlenhydrate und die andere Hälfte für Sattmacher reserviert. Bei einer Fettmahlzeit (Low-Carb, Abbildung rechts) sind zwei Drittel bis drei Viertel des Tellers von Sattmachern belegt und ein Drittel bzw. ein Viertel besteht aus fetthaltigen Lebensmitteln wie Fisch, Fleisch, Käse oder Eiern.*

# Trinken ist beim Abnehmen besonders wichtig

**D**er Mensch kann Wochen oder sogar Monate ohne Essen auskommen und von seinen Reserven leben, aber nur wenige Tage ist das Überleben ohne Trinken möglich. Trinken ist also wichtiger als Essen. Das sollten Sie sich ganz bewusst machen, besonders wenn Sie sich zur Gewichtsabnahme entschlossen haben.

Unser Körper braucht etwa zwei Liter Flüssigkeit pro Tag. Ein halber Liter ist in der festen Nahrung versteckt, mindestens 1,5 Liter Flüssigkeit ist der tägliche Bedarf, der getrunken werden muss. Diese Flüssigkeitsmenge dient dazu, die verbrauchten Stoffe aus dem Körper auszuscheiden. Wussten Sie, dass 70% unseres Körpers aus Wasser bestehen? Wasser ist für zahlreiche Stoffwechselfunktionen im Körper erforderlich, es ist das Lösungsmittel für alle Salze und Elektrolyte, die bei der Muskelarbeit, der Funktion der Zellen, aber auch bei der Vermittlung von Nervensignalen und Hormonwirkungen entscheidende Funktionen haben.

Außerdem hat Wasser beim Abnehmen gleich mehrere segensreiche Wirkungen: Haben Sie schon einmal Kartoffelmehl mit Wasser angerührt oder Kartoffelknödel aus der Packung hergestellt? Ich bin jedes Mal überrascht, wie viel Wasser damit gebunden werden kann. Das Kartoffelmehl quillt auf und es entsteht ein sämiger Brei. Kartoffelmehl sind Kohlenhydrate und genauso können Sie Kohlenhydrate in Ihrem Magen quellen lassen, wenn Sie ausreichend dazu trinken. Viele von uns haben noch gelernt, dass man zum Essen nicht trinken soll. Man vermutete, dass möglicherweise Magensäfte verdünnt werden könnten oder dass der Appetit nicht mehr so gut sei. Das mit den Verdauungssäften ist ein Ammenmärchen. Heute wissen wir, dass durch Wasser die Oberfläche des Nahrungsbreis vergrößert wird und damit die Verdauungssäfte besser einwirken können. Ihre Speicheldrüse, der Magen und der Darm geben pro Tag etwa 10 Liter Wasser ab, das aber gleich wieder vom Darm aufgenommen wird. Die bescheidene Menge Wasser, die wir trinken, um die Verluste auszugleichen, bewirkt sicher keine wesentliche Verdünnung der Verdauungssäfte.

## Salze und Mineralstoffe

Im Wasser sind die meisten Salze löslich. Sie kennen das von der Suppe, wenn Sie Salz hineinstreuen. Leitungswasser hat nur wenig Salze, Mineralwasser zeichnet sich durch einen besonders hohen Gehalt an Salzen und Elektrolyten aus. Die Tabelle 13 gibt Ihnen einen Eindruck von den verschiedenen Mineralstoffen, die in unserem Körper wirksam sind. Sie sind Bestandteil besonderer Wirkstoffe (Enzyme), die zur Funktion unseres Körpers wesentlich beitragen. Einer der Wirkstoffe, der nur mit einem Mineralstoff funktionieren kann, ist zum Beispiel das Insulin. Manche Wirkstoffe benötigen gleich mehrere Mineralstoffe, um ihre volle Wirksamkeit entfalten zu können. Fehlt einer davon, so können zum Beispiel Eiweißstoffe, Hormone, Verdauungssäfte und vieles andere nicht mehr gebildet werden. Salze und Mineralstoffe werden nicht nur mit dem Wasser, sondern vor allem mit Gemüse, Milch und Fleisch zugeführt. Wenn Sie eines dieser Lebensmittel in zu geringer Menge zu sich nehmen, wie es mit einseitigen Diäten erfolgt, so kann die Funktion der Wirkstoffe im Körper erheblich behindert werden. Mit der KFZ-Diät ist ein solcher Mangel nicht zu befürchten. Sie nehmen alle Salze und Mineralstoffe in ausreichender Menge auf.

| Spurenelemente | | Mengenelemente | |
|---|---|---|---|
| • Cobalt | • Mangan | • Calcium | • Natrium |
| • Chrom | • Nickel | • Chlorid | • Phosphor |
| • Eisen | • Selen | • Kalium | • Schwefel |
| • Fluor | • Zinn | • Magnesium | |
| • Jod | • Zink | | |
| • Kupfer | | | |

## Was soll man trinken?

**A**m besten ist Wasser. In Deutschland ist das Leitungswasser genau kontrolliert und kann ohne weiteres getrunken werden, solange es aus einem kontrollierten Wasserwerk bezogen wird und nicht zu lange Zeit in der Leitung verbracht hat. Auch gegen Tafelwasser ist nichts einzuwenden. Stille Wässer sind für Sie meist bekömmlicher als kohlensäurehaltige Wässer, da Kohlensäure leicht zu Blähungen führt, wenn viel getrunken wird. Sauerstoffangereichertes Wasser (mehr als 80 mg Sauerstoff pro Liter) kann möglicherweise die Fettverwertung beschleunigen und die Fettverbrennung unterstützen. Günstig sind auch Kräuter- und Früchtetees, die nicht zu stark konzentriert sein sollten. Sie können sich ohne weiteres morgens den Vorrat für den ganzen Tag herstellen und ihn dann über den Tag verteilt genießen. Schwarzer Tee, grüner Tee und Kaffee tragen nicht zur Flüssigkeitszufuhr bei. Sie regen die Flüssigkeitsausscheidung an und bewirken eine gesteigerte Urinausscheidung, die etwa der genossenen Menge Tee oder Kaffee entspricht. Das mit starkem Kaffee oder Tee genossene Wasser steht dem Körper nicht zur Verfügung und darf nicht zu Ihrer Trinkmenge hinzugerechnet werden. Andererseits ist gegen Tee und Kaffee in mäßigen Mengen genossen, etwa drei Tassen pro Tag, nichts einzuwenden. Er macht Sie munter, leistungsbereiter und er hebt sogar den Grundumsatz etwas an. Dies ist der Gewichtsabnahme förderlich (siehe Kapitel »Grundumsatz« ab Seite 63). Apfelschorle und Fruchtsaftschorlen sind durstlöschende Getränke, die angenehm schmecken und nicht zu viele Kalorien haben. Besonders wenn man durstig ist, eignet sich eine Apfelschorle sehr gut, sie enthält viele Mineralstoffe. Achten Sie aber darauf, dass Apfelschorle Kohlenhydrate beinhaltet und deshalb nur in der Kohlenhydratphase getrunken werden kann. Besonders zu empfehlen sind verdünnte Gemüsesäfte, denn sie enthalten viele wertvolle Mineralstoffe und Salze. Auch gegen Softdrinks, die keinen Zucker enthalten, ist in begrenzten Mengen nichts einzuwenden. Für Sie ungeeignet sind reine Fruchtsäfte, da sie viel Zucker enthalten, und natürlich süße Limonaden oder Cola-Getränke. Die Menge Zucker, die sich in einem Cola-Getränk verbirgt, sind 63 Stück Zucker pro Liter. Die Folgen davon können Sie in dem Kapitel Insulin (Kapitel Insulin, ab Seite 58) nachlesen.

## Alkoholkonsum im Rahmen der KFZ-Diät

**F**ür die Zeit der Gewichtsabnahme ist Alkohol absolut ungünstig. Besonders schlecht sind die »unnatürlichen« Produkte, wie Schnäpse, Liköre (Zucker!) und Cocktails. Verzichten Sie auf Alkohol, solange Sie Gewicht abnehmen wollen. Alkohol steigert den Appetit. Das ist während der Gewichtsabnahme nicht erwünscht. Zudem wird Alkohol zuerst verbrannt und jedes Gramm Fett, das zusätzlich verzehrt wird, muss warten und wird eingelagert. Also: So lange Sie abnehmen wollen, Hände weg vom Alkohol. Wenn Sie guten Rotwein mögen, haben Sie es gut. Allen »ehrlichen« Weinen können Sie in Maßen zusprechen, wenn Ihnen die Gewichtsabnahme nicht vordringlich ist. Schlecht sind die billigen Weine, bei denen man mit Zucker nachgeholfen hat. Leider ist dies bei einigen Weinen und besonders Rotweinen der Fall. Diese Rotweine müssen, wenn sie zu wenig Sonne erhalten haben, nachträglich mit Zucker versetzt werden. Dieser Zucker wird bei der Weingärung nicht vollständig verbraucht und die Restsüße des Weines ist erheblich. Besser geeignet sind durchgegorene Weine aus dem Burgund, aus Portugal, Chile oder Australien u.a.. Allerdings sind einige dieser Weine ebenfalls nachgezuckert, besonders wenn es sich um billigere Produkte handelt. Genießen Sie deshalb lieber eine kleine Menge guten Rotweins (so eine Flasche kostet mehr als € 10,–), als ein preiswerteres, aber minderwertigeres Produkt. Gleiches gilt für deutschen Sekt. Bei der Sektherstellung wird dem Wein nochmals Zucker zugegeben und die Gärung erneut eingeleitet. Hierdurch bleiben erhebliche Mengen Zucker im Sekt zurück, der dann ungehindert sein böses Spiel bei der Freisetzung des Insulins treiben kann. Für Sie folgt daraus ein gesteigertes Hungergefühl und die Unmöglichkeit, Gewicht abzunehmen. Ein wenig besser ist ein französischer Champagner mit der Bezeichnung »brut«, bei dem ist die Nachzuckerung etwas geringer.

Die Franzosen trinken Rotwein und essen fetten Käse oder Gänseleber und bekommen trotzdem keinen Herzinfarkt (»the French paradox«). Warum? Das wurde eine Zeit lang damit erklärt, dass Rotwein besonders reich an Inhaltsstoffen ist, die als »Antioxidantien« wirken und der Gefäßverkalkung entgegenwirken. Tatsächlich sind diese Substanzen im Rotwein in reichem Maß vorhanden. Aber jetzt kommt die gute Nachricht: der Alkohol ist es, der vor dem Herzinfarkt schützt! Das haben Untersuchungen an biertrinkenden Bayern bewiesen. Bier ist allerdings eine schlechte Option für Sie, da dieses germanische Gebräu viele schlechte Kohlenhydrate enthält, wie der hässliche Bierbauch beweist. Wie mit allem Schönen ist das Maßhalten beim Alkohol entscheidend. Wenn Sie nur Ihr Gewicht halten wollen, so ist ein viertel Liter guten Rotweins pro Tag für den Mann erlaubt, für die Frau darf es nur die Hälfte davon sein. Mehr ist von Übel, besonders auf leeren Magen getrunken oder mit Süßigkeiten verschwendet. Wenn Sie Alkohol genießen, tun Sie dies besser zusammen mit guten Kohlenhydraten. Denn Alkohol kann den Blutzucker senken und Hunger auslösen. Gut ist es, den Alkohol möglichst bald zu verarbeiten. Wenn Sie sich nach dem Essen zu einem Spaziergang aufraffen können, oder Ihnen eine andere körperliche (angenehme) Tätigkeit einfällt, wird der Alkohol als erstes verbrannt.

## Was ist mit dem Eiweiß?

**E**iweiß hat wenig Kalorien und einen hohen Sättigungswert. Eine zu große Eiweißmenge in der Nahrung ist ungünstig, da es die Nieren belastet. Hierdurch erhöht sich der Druck in den Nierengefäßen und das steigert den Blutdruck. Wird zu wenig Eiweiß mit der Nahrung aufgenommen, so ist die Bildung der Zellen, der Wirkstoffe und Hormone gestört. Unsere übliche Kost hat zu viel tierisches und zu wenig pflanzliches Eiweiß. Die besten Lieferanten von pflanzlichem Eiweiß sind Hülsenfrüchte, Soja, Mais und Vollkornprodukte. Für den Körper ist eine Eiweißzufuhr, die zur Hälfte aus tierischen und zur anderen Hälfte aus pflanzlichen Quellen stammt, am bekömmlichsten. So werden die Bausteine aller Zellen (Aminosäuren) im richtigen Verhältnis zugeführt. Die KFZ-Diät empfiehlt Ihnen zwei Kohlenhydratmahlzeiten und eine Fettmahlzeit. Dies gewährleistet die für Ihren Körper optimale Eiweißmischung, denn Pflanzen enthalten etwa halb soviel Eiweiß wie tierische Produkte. Wenn Sie also zwei Kohlenhydratmahlzeiten zu sich nehmen, besteht Ihre Nahrung exakt zur Hälfte aus pflanzlichen und zur anderen Hälfte aus tierischem Eiweiß, das mit der Fettmahlzeit zugeführt wird.

Damit ist die KFZ-Diät auch in dieser Hinsicht eine gesunde und vollwertige Kost.

*Eiweiß stellt einen wichtigen Baustein aller Zellen unseres Körpers dar und muss immer in ausreichender Menge zugeführt werden. Es darf aber weder zu wenig noch zu viel sein.*

# Einladungen
## erfordern eine wirksame Strategie

**D**as Thema dieser Übung ist ein ganz praxisnahes Erlebnis. Jeder weiß, wie das so ist, wenn man bei guten Freunden, der Verwandtschaft oder gar bei den Arbeitskollegen des Ehepartners eingeladen ist. Es werden die besten Speisen aufgetischt, weil natürlich jeder Gastgeber Sie verwöhnen möchte. Auch der Gang in das Restaurant, das Festessen zu einem wichtigen Anlass, kann zur Qual werden, wenn Sie abnehmen wollen, aber keine geeignete Strategie entwickelt haben. Die Verführungen der guten Speisen, die Gastgeber nicht »vor den Kopf« stoßen, das »bloß nicht auffallen«, können zum Problem für Sie werden. Mit einem geeigneten Plan und der richtigen Strategie schaffen Sie es, sich geschickt aus der Affäre zu ziehen. Dann haben Sie nachher kein schlechtes Gewissen und nicht wieder 1 kg mehr auf der Waage.

Wie können Sie also in einer solchen Situation reagieren? Wie können Sie ohne große Nachteile standhaft bleiben? Wie sich geschickt aus der Affäre ziehen?

So können Sie Einladungen elegant überstehen:

In dem folgenden Dialog erleben Sie eine Szene, in der eine Ihnen bekannte Gastgeberin (Frau Müller) versucht, Ihnen alle guten Speisen und Getränke des Buffets anzubieten. Die eingeladene Dame (Frau Schmitt) hat die oben geschilderten Probleme. Sie löst diese, indem Sie sich zunächst einen Plan macht: Entscheide ich mich für eine Fett- oder eine Kohlenhydratmahlzeit? Dann entwickelt sie eine Strategie, mit der sie Ihre Gastgeberin, Frau Müller, überzeugt, dass sie die Speisen zu schätzen weiß und zudem ein Feinschmecker ist. So fühlt sich Frau Müller am Ende als perfekte Gastgeberin verstanden und Frau Schmitt kann sich die ihr passende Auswahl vom Buffet aussuchen.

Damit ihr keine Fehler unterlaufen, will sie zunächst herausbekommen, was sich in den Speisen versteckt: Kohlenhydrate oder Fette.

**Das sieht Frau Schmitt vor sich auf dem Buffet:**

- Champagner
- Gemüseboullion mit Suppennudeln
- Gebratene Hähnchenschenkel mit Chinagemüse und Basmatireis
- Schinken-Spätzle mit Kräutersauce und Salatbeilage
- Rigatoni mit Tomatensauce
- Joghurtspeisen
- Obstvarianten
- Käsebuffet
- Brotallerlei

Getränkeauswahl: Mineralwasser, Weißwein, Rotwein

**Dialog**

| | |
|---|---|
| Müller | Guten Tag Frau Schmitt. Herzlich willkommen. Schön, dass Sie zu meiner Party gekommen sind. |
| Schmitt | Ja, vielen Dank für Ihre nette Einladung. |
| Müller | Sie sehen gut aus. Haben Sie abgenommen? |
| Schmitt | Ja, es war auch nötig. |
| Müller | Wie haben Sie das denn geschafft? Erzählen Sie! |
| Schmitt | Gerne, aber zunächst möchte ich doch Ihr köstliches Buffet bewundern. Wir können uns ja nachher darüber unterhalten, denn hungern will ich nicht. |
| Müller | Darf ich Ihnen zum Anstoßen ein Glas Champagner anbieten? |
| Schmitt | Gerne, aber bitte nur einen kleinen Schluck, ich bin mit dem Auto da und muss deshalb ein wenig vorsichtig sein. Haben Sie zusätzlich ein Glas Mineralwasser? |
| Müller | Hier ist beides. Also: Auf Ihr Wohl und herzlich willkommen. |
| Schmitt | Haben Sie Zeit, mir das herrliche Buffet ein wenig zu erklären? |

*Frau Schmitt hebt das Glas an die Lippen, die aber geschlossen bleiben. Später entsorgt Sie den Schluck Champagner und bleibt beim Mineralwasser.*

| | |
|---|---|
| Müller | Bitte sehr, mir war es so wichtig, eine schöne Auswahl zu schaffen, damit alle Gäste zufrieden gestellt werden und hoffentlich keine Wünsche offen bleiben. Was darf es denn sein? Ein deftiges Spätzle-Gericht oder lieber eine leicht asiatisch angehauchte Geflügelspeise. Oder stehen Sie vielleicht auf vegetarisches Essen mit frisch gemahlenen Grünkern? |
| Schmitt | Ich bin sehr an Ihren kreativen Kochkünsten interessiert. Wie haben Sie denn diese Suppe zubereitet? |
| Müller | Es handelt sich hier um eine Gemüsebrühe von dem Gemüse aus meinem Garten. Gestern habe ich sie schon gekocht, weil ich doch so viel vorzubereiten hatte. Heute habe ich dann noch die Nudeln und das Gemüse dazu-gegeben. Sie müssen die Suppe unbedingt probieren. |
| Schmitt | Ah ja, das ist ja schön. Ich dünste das Gemüse für die Suppe auch nie in Fett an. Und wenn man es nur kurz in der Brühe lässt, so schmeckt es viel intensiver. Davon nehme ich bestimmt.<br>Die gebratenen Hähnchenschenkel, das Chinagemüse und der Reis daneben sehen sehr verführerisch aus. Haben Sie das Gemüse denn etwas gebunden? |
| Müller | Aber nein, ich mache das mit ganz wenig Fett und vielen Kräutern im Wok! |
| Schmitt | Herrlich, genau mein Geschmack! Dagegen sind die Schinkenspätzle mit Kräutersauce nicht ganz mein Fall. Aber der Salat ist ganz verlockend und frisch, den muss ich haben. Man kann doch frei kombinieren? |
| Müller | Selbstverständlich! Fühlen Sie sich wie zu Hause. |
| Schmitt | Jetzt muss ich aber noch wissen, wie Sie die Tomaten-sauce zubereiten. Die sieht so lecker aus! |
| Müller | Da habe ich ein herzhaftes und einfaches Rezept: Ich nehme geschälte Tomaten aus der Dose, gebe Gewürze und etwas Zitronensaft dazu und fertig! |

36 ⚠

*Frau Schmitt weiß jetzt schon: in der Suppe ist kein Fett.*

| Schmitt | Ganz ohne Fett? Das ist großartig! An dieser be- kömmlichen Gaumenfreude kann ich sicher nicht vorbeigehen. |
| --- | --- |
| Müller | Da sind wir schon beim Dessert: Hoffentlich finden Sie alles, was Ihr Herz begehrt. Guten Appetit! Und vergessen sie nicht, mir nachher von Ihrer Diät zu erzählen. |

Frau Schmitt hat sich für eine Fettmahlzeit entschieden. Sie würde dann als Vorspeise eine Gemüseboullion essen, bei der sie die Nudeln einfach in der Suppentasse lässt und das Gemüse und die Suppe genießt. Danach gibt es dann gebratenes Hähnchen mit Tomatensauce und einen Salat. Anstelle der Nachspeise möchte Frau Schmitt dann bei dem reichhaltigen Käsebuffet zulangen. Frau Schmitt hat sich geschickt verhalten. Gleichzeitig hat sie es geschafft, der Gastgeberin zu schmeicheln und ihre Kochkünste zu loben und das Notwendige zu erfragen. Hinterfragen Sie ruhig häufiger die Zubereitungsmethoden von ihren Gastgebern. Es kommt gut an, wenn Sie Interesse zeigen und Sie können sicher sein, dass Ihrer KFZ-Diät nichts im Wege steht.

# Essen
## im Restaurant

E ntscheiden Sie sich ganz bewusst für die Ihnen zusagende Alternative und schauen Sie sich genau an, was auf den Teller kommt. Wir haben ja schon gehört, welche fatalen Folgen der Zucker auf Ihren Insulinspiegel hat. Also, Hände weg. Die bösartigen Insulintreiber verstecken sich in allem, was mit Zucker hergestellt wird. Auch Fruchtsäfte enthalten Zucker. Sie können diese genießen, nur nicht im Zusammenhang mit einer Fettmahlzeit. Sobald Fett in Ihrer vorgesehenen Mahlzeit ist, kann der Zucker sein böses Spiel beginnen und Ihre Leibesfülle steigt.

Saucen sind ein beliebtes Versteck für Fett und weißes Mehl, das fast denselben Insulin-Effekt hat. Verzichten Sie auf Sauce, Nudeln oder Kartoffeln zu Ihrem Braten, Steak oder Fisch. Dafür sparen Sie nicht beim Salat

(Vorsicht bei der Sauce!) und bei der Gemüsebeilage (ohne Mehlschwitze).

Sie werden sehen, wie viel satter und zufriedener Sie sind und wie viel besser Sie sich fühlen, wenn Sie diesen Rat befolgt haben.

Praktisch können Sie etwa so vorgehen:

Entscheiden Sie im Restaurant beim Auswählen der Speisen, ob Sie eine Fett- oder Kohlenhydratmahlzeit genießen wollen. Eine Fettmahlzeit ist im Restaurant leichter einzuhalten. Achten Sie deshalb schon vor dem Restaurantbesuch auf die Auswahl der geeigneten Zwischenmahlzeiten. Entsprechend wandeln Sie die Speisekarte zu Ihrer Fettmahlzeit um. Fragen Sie den Kellner, ob die von Ihnen gewählten Sattmacher mit Mehl gebunden wurden. Weisen Sie den Ober gegebenenfalls darauf hin, dass Sie an einer Überempfindlichkeit gegen Mehl oder Stärke leiden und dass bei Ihnen diese Produkte unbedingt vermieden werden müssen. Dann bitten Sie den Kellner Ihnen die doppelte Menge des Sattmachers, aber dafür keine Beilagen (Kohlenhydrate) zu bringen.

# Wie wird man bei jeder Mahlzeit satt?

 och nie hat mir ein schlanker Mensch die Frage bejaht: »Haben Sie schon einmal absichtlich zu essen aufgehört, bevor Sie satt waren?«

Dagegen habe ich zahlreiche Übergewichtige getroffen, die mir versicherten »ich esse mich nie richtig satt«. Die meisten gaben an, schon viele Hungerkuren hinter sich gebracht zu haben. Was macht den Schlanken satt und den Übergewichtigen hungrig?

Satt zu sein ist ein schönes Gefühl, das aber nicht von jedem leicht zu erreichen ist. Denn das Gefühl der Sättigung ist ein sehr komplexer Vorgang, der von verschiedenen Faktoren beeinflusst wird (Tabelle 14). Dazu gehört eine ausreichende Füllung des Magens. Über ein sehr komplex gesteuertes Hormonsystem wird vom Körper dem Gehirn signalisiert: »Ich habe gegessen«. Das Gehirn meldet dann dem Körper: »Jetzt musst du nicht mehr essen«. Dieses Regelsystem kann vielfach gestört sein.

Für alle Menschen ist es wichtig, das Sättigungsgefühl zu erleben. Wenn man satt ist, ist man zufrieden und denkt nicht mehr an das Essen. Eine bekannte Ursache für gesteigerte Esslust ist das Gefühl vorher, gehungert zu haben. Geradezu beispielhaft war die Nachkriegszeit, in der alle Deutschen fest überzeugt waren, dass sie nach der Hungerzeit einen erheblichen Nachholbedarf haben. Demzufolge war das Übergewicht in Deutschland in allen Bevölkerungsschichten häufiger als in allen anderen Ländern. Es kann deshalb kaum verwundern, wenn ein Übergewichtiger nach vielen Hungerkuren resignierend sein Spitzengewicht erreicht. Sein Gehirn reagiert genau so wie in der Nachkriegszeit. Er erlebt kein Sättigungsgefühl, da er immer glaubt, einen erheblichen Nachholbedarf zu haben. Charakteristisch in dieser Situation ist das rasche Essen, um möglichst rasch satt zu werden. Der Körper braucht aber längere Zeit, bis die Nahrung aus dem Darm aufgenommen ist, die Hormone gebildet werden und schließlich dem Gehirn signalisieren, dass jetzt genug gegessen worden ist.

| Das Sättigungsgefühl wird beeinflusst: | |
|---|---|
| • Mechanisch | Magenfüllung |
| • Hormone | Insulin<br>Cholecystokinin<br>Magen-Darm-Hormone |
| • Erbfaktoren | mehr als 100 Gene |
| • Gehirn | Limbisches System |

*Tabelle 14:*
*Faktoren, die das Gefühl der Sättigung auslösen sind zeitabhängig. Hormone und Wirkstoffe brauchen 20–30 Minuten bis sie gebildet werden und ihre Signale »ich bin satt« wahrgenommen werden. Wer schnell isst, hat zu viel gegessen, bis er merkt »ich bin satt«.*

## Das komplexe Sättigungsgefühl

Die Natur hat das Sättigungsgefühl hervorragend geregelt. Es zielt allerdings darauf ab, allen Mangelzuständen sicher vorzubeugen und ist eigentlich für »Notzeiten« geschaffen, in denen Mangel, Not und Gefahr unser Leben bedrohen. Diese Probleme sind heute nicht vorhanden, die Gefahr droht unserem Körper vom Überfluss. Hier kann nur unser Verstand helfen, mit dem wir unzweckmäßige Verhaltensweisen korrigieren können.

## Tipps für ein besseres Sättigungsgefühl

**S**ollten Sie zu dem Schluss kommen, dass die Natur Sie (leider) mit einem hervorragenden Appetit ausgestattet hat, so gibt es einige Kniffe, um auch diesem Problem begegnen zu können. Es gibt ein einfaches Mittel, um rascher mit wenig Nahrung satt zu werden:

*Abnehmen beginnt im Kopf!*

◈ Essen Sie vor der eigentlichen Mahlzeit einen kleinen Salat oder trinken Sie ein Glas Wasser.
◈ Kauen Sie jeden Bissen 15-mal bevor Sie schlucken.
◈ Halbieren Sie jeden Bissen, bevor Sie ihn in den Mund nehmen.
◈ Legen Sie das Besteck aus der Hand, bis Sie alles gekaut und geschluckt haben.
◈ Nehmen Sie Messer und Gabel in die andere Hand.
◈ Versuchen Sie immer, als Letzter am Tisch fertig zu werden.

Sorgfältiges Kauen fördert die Zerkleinerung der Nahrung, die Verdauungssäfte finden eine größere Oberfläche und können wesentlich wirksamer werden. Dadurch wird die zugeführte Nahrung besser aufgenommen und der Regelkreis der Hormone schneller gesteuert, so dass dem Gehirn früher signalisiert wird: »Ich habe gegessen«. Wenn man zudem langsam isst, so hat die Nahrung genügend Zeit, aus dem Darm aufgenommen zu werden, der nagende Hunger ist gestillt, bevor riesige Energiemengen verschlungen sind.

Wenn Sie dann noch nach jedem zweiten Bissen einen Schluck Wasser trinken, werden Sie überrascht feststellen, wieviel rascher Sie satt werden.

## Der volle Bauch und die Sättigung

**N**atürlich ist es nicht immer so einfach. Hat sich der Magen erst einmal an große Mengen gewöhnt, so tritt das Sättigungsgefühl später ein. Erst wenn der große Magen ausreichend gefüllt ist, verspürt er halbwegs das Gefühl einer Sättigung. Erstaunlicherweise geht oft nicht einmal das Völlegefühl mit einer Sättigung einher. Immerhin ist es klar, dass die mechanische Dehnung des Magens durch die gegessenen Speisen maßgeblich zum Auftreten des Sättigungsgefühles beiträgt. Von einigen Klinikzentren in Deutschland wird bei Personen, die in Folge des ausgedehnten Magens kein Sättigungsgefühl haben, ein Ballon in den Magen gelegt. Der mit Flüssigkeit gefüllte Magenballon soll bewirken, dass sich der Magen durch Nahrungsaufnahme schneller füllt. Das löst aber das Problem nicht. Vorübergehend bewirken zwar »normale« Mengen der

Nahrungsaufnahme wieder ein Völlegefühl. Allerdings ist der Magen in der Lage, sich noch mehr auszuweiten und wenn die Verzehrsgewohnheiten nicht geändert werden, ist der Effekt verheerend: das Fassungsvermögen des Magens wird nochmals gesteigert und wenn der Ballon entfernt wird oder platzt, bestehen die alten Probleme in gesteigerter Form erneut. Besser ist es hier, den Magen an kleinere Portionen zu gewöhnen und dafür die anderen Faktoren, die das Sättigungsgefühl steigern, zu aktivieren.

Die Verkleinerung des Magens durch das »Gastric banding« bewirkt, dass der Patient nicht mehr so schnell und nicht mehr so viel essen kann. Dazu wird operativ ein Band um den Magen gelegt, das nur eine kleine (1 Zentimeter ø) Öffnung zum Durchtritt der Speisen aufweist. In verzweifelten Fällen muss auf diese Operation zurückgegriffen werden. Die Operation endet in 1–2% tödlich. Die Gewichtsabnahme bleibt aus, sobald sich die verkleinerte Magenöffnung erweitert und wieder genug Kalorien durchkommen.

*Legen Sie nach jedem Bissen Messer und Gabel auf den Tisch und nehmen Sie diese erst wieder auf, wenn Sie mit dem Kauen fertig sind.*

41

## *Die Regulation des Gefühls der Sättigung ist durch Übergewicht gestört*

**S**ignalstoffe werden von den Fettzellen, von den Verdauungsdrüsen (Bauchspeicheldrüse, Gallenblase), vom Darm (intestinale Hormone) und von Fettzellen im Bauchraum nach dem Essen abgegeben und melden dem Gehirn, dass genug gegessen wurde. Insgesamt sind bis heute mehr als 50 solcher »neuro-endokrinologischen« (neuro = Nerven, endokrin = in das Blut abgegebener Botenstoff) Signalstoffe bekannt. Die Bildung und die Funktion dieser Botenstoffe ist beim Übergewichtigen gestört. Damit Sie einen Eindruck von den zahlreichen Faktoren, die auf das Sättigungsgefühl Einfluss nehmen, erhalten, sollen diese nachfolgend kurz geschildert werden. Am Ende des Kapitels wird Ihnen klar sein, dass so komplizierte Regelkreise längere Zeit benötigen, um wieder richtig funktionieren zu können. Haben Sie also mit sich und mit Ihrem Körper Geduld. Bei einiger Vorsicht, wenn Sie die oben beschriebenen Regeln beim Essen und die KFZ-Diät befolgen, stellt sich der Erfolg sicher ein. Dann lässt der Hunger nach und Sie werden mit Sättigung belohnt.

# Botenstoffe des Sättigungsgefühls

**W**ir werden das Insulin, das sein böses Spiel immer nach der Zufuhr von Zucker beginnen kann, kennen lernen (Kapitel »Insulin« ab Seite 58). Wenn der Blutzuckerspiegel durch den Verzehr von Zucker stark angehoben wird, so folgt die Ausschüttung des Insulins, das länger wirkt, als der Blutzucker erhöht bleibt. Die Folge ist die Absenkung des Blutzuckers zu sehr niedrigen Werten, die erneut das Hungergefühl auslöst. Besonders in der ersten Zeit der Gewichtsabnahme ist deshalb das Vermeiden von zuckerhaltigen Speisen wichtig und der Verzehr von Zucker unbedingt einzuschränken.

Ein typisches Beispiel für die gestörte Körperreaktion auf Sättigungssignale bei Übergewichtigen ist das **Leptin**. Es wird von den Fettzellen abgegeben, sobald Fett gegessen wurde. Normalerweise bewirkt die Bildung dieses Hormons das Einstellen der Nahrungszufuhr. Ratten, denen Leptin gegeben wurde, fraßen nicht mehr und magerten zum Skelett ab. Anscheinend waren sie immer satt. Diesen Effekt wollte man bei Übergewichtigen ebenfalls erzeugen und verabreichte ihnen Leptin, das »Schlankheitshormon«, wie es in der Presse genannt wurde. Die Versuche verliefen alle ergebnislos, Leptin hatte bei den Übergewichtigen keinen Effekt. Weitere Untersuchungen haben gezeigt, dass die Spiegel des Leptin bei Übergewichtigen im Blut stark erhöht sind. Ihre übervollen Fettzellen produzieren Leptin ohne Unterlass.

Aber die empfindlichen Zentren des Gehirns sind bei Übergewichtigen durch das lang andauernde Überangebot unempfindlich geworden. Seither ist es still um diesen Hoffnungsträger für Übergewichtige geworden. Zu Unrecht, denn nimmt der Übergewichtige ab, so sinken auch die Leptinspiegel und das Hormonsystem normalisiert sich. Der Regelkreis wird wieder funktionstüchtig und die Wirkung des vom Körper gebildeten Leptin setzt erneut ein.

Derzeit interessant sind die Neuropeptide Melanocortin und Neuropeptid Y (NPY), die ähnliche Wirkungen wie das Leptin aufweisen. Hier sind die Untersuchungen noch nicht abgeschlossen und man muss abwarten, welche pharmakologischen Eigenschaften diese Wirkstoffe bei Übergewichtigen entfalten können. Wahrscheinlich wird es genauso ausgehen wie mit allen anderen Schlankheitsmitteln: Entweder sie wirken nicht oder sie haben zu viele Nebenwirkungen. In jedem Falle sind Schlankheitsmittel nur so lange wirksam, wie sie eingenommen werden und welcher Übergewichtige möchte schon lebenslang Tabletten schlucken, nur um schlank zu werden.

Es gibt aber noch andere Hormone, die im Magen-/Darmtrakt gebildet werden und die wesentlichen Einfluss auf das Hungergefühl haben. Ein Beispiel ist das Cholecystokinin, das die Zusammenziehung der Gallenblase bewirkt, und damit die Fettverdauung durch die Galle fördert. Wird Cholecystokinin ausgeschüttet, so gelangt es auf dem Blutweg in das Gehirn, wo es das Hungerzentrum erreicht und seine Abstellung bewirkt. Häufige kleine Mahlzeiten können den Spiegel des Cholecystokinins erhöhen und damit dem Gehirn häufiger signalisieren, dass ausreichend Nahrung zugeführt wird. Einzelne große Mahlzeiten erzeugen dagegen keine längere Wirkung des Cholecystokinins, das Hungergefühl setzt nach fast derselben Zeit wie nach kleinen Mahlzeiten ein. In der KFZ-Diät haben Sie gelernt, dass Zwischenmahlzeiten den Grundumsatz anheben und jetzt erfahren Sie, dass kleine Mahlzeiten auch wesentlich zum Ausbleiben des Hungergefühls beitragen.

Die besprochenen hormonartigen Substanzen entfalten ihre Wirkung am sogenannten Limbischen System. Wir werden später nochmals von diesem wichtigen System hören, es spielt nicht nur für die Regulation des Hungergefühls, sondern auch für unsere körperliche und geistige Aktivität, unsere Stimmung und unser soziales Verhalten eine wichtige Rolle.

## Psychische Faktoren und Sättigungsgefühl

»Ich habe es satt«, ist nicht nur eine Redensart. Psychische Faktoren spielen beim Sättigungsgefühl eine große Rolle. Stress, Unlust, Überforderung sind Faktoren, die den Appetit beeinflussen. Schlanken Menschen »schlägt sich der Ärger auf den Magen« und sie können nichts mehr essen, sie macht schlechte Stimmung appetitlos. Übergewichtige sind eher Frust-Esser, deren Appetit durch Stress und Ärger noch gesteigert wird. Schlanke neigen dazu, vor Glück das Essen zu vergessen, Übergewichtige entwickeln im Glück einen besonders guten Appetit.

Diese Unterschiede im Verhalten sind nur zum kleinen Teil genetisch bedingt, oft sind es »lediglich« falsche Verhaltensweisen. Ein Beispiel ist die nervöse Mutter, die ihr schreiendes Kind mit einem Stück Schokolade beruhigt. Sogar schreiende Säuglinge werden nicht selten mit »der Flasche« beruhigt. Kein Wunder, wenn wir als Erwachsene dieses damals wirksame Mittel nun auch anwenden. Durch Erkennen dieser Zusammenhänge und geduldiges Einüben besserer Verhaltensweisen lässt sich oft das Fehlverhalten nach zwei Monaten korrigieren. Beginnen Sie heute schon damit, Ihr Sättigungsgefühl neu zu erleben und zu trainieren, Sie müssen nur wollen.

*Tipps zum Erkennen psychischer Zusammenhänge*

◈ Überlegen Sie, bei welchen Situationen Ihr Appetit besonders gut ist!

🛑 Entwickeln Sie Ihren guten Appetit in angenehmer Gesellschaft und bei netten Gesprächen? Oder sind Sie mehr ein Frust-Esser, der seine Verärgerung mit großen Bissen und gesteigerten Mengen herunter schlucken muss?

◈ Wenn Stress und Frust Ihren Appetit steigern, so helfen Entspannungsübungen wie Autogenes Training, Biofeedback, Yoga, Tai Chi, Qui Gong und andere. Lassen Sie sich beraten, welche Technik Ihnen am besten liegt und für Sie am leichtesten erlernbar ist.

## Alltagsbelastung und Sättigungsgefühl

**H**unger und Sättigung sind für das Gehirn genau definierte Begriffe, die durch neuro-endokrinologische Signale zwischen Körper und Gehirn vermittelt werden. Entweder heißt es, den Kühlschrank zu leeren (Hunger) oder sich auf die faule Haut zu legen (Sättigung). Diese Informationsverarbeitung erfolgt unbewusst im Mittelhirn. In Situationen körperlichen Stresses ist die Reaktion genau so, wie beim psychischen oder seelischen Stress: er geht mit der vermehrten Ausschüttung von Stresshormonen einher, die u.a. zu einer Freisetzung des Kortisons führen. In der Steinzeit, aus der unsere Gene stammen, war der Stress immer mit körperlicher Höchstleistung (»fliehe oder kämpfe«) verbunden. Entsprechend ist die vom Gehirn befohlene Reaktion bei Stress ausgelegt: Zucker und Fett werden in das Blut ausgeschüttet, der Blutdruck steigt an, alle Energie wird für den Kampf ums Überleben bereitgestellt. Doch heute ist unser Stress eher psychisch bedingt und die Auswirkungen der bereitgestellten Stoffe sind dramatisch, denn sie werden nicht mehr abgebaut. Ein erhöhter Blutzucker (Diabetes mellitus) und erhöhte Blutfette (Fettstoffwechselstörung) sind die Folge. Zudem steigt der Blutdruck an (Hypertonie). Die Folgen sind das Metabolische Syndrom (siehe Seite 59), Gefäßverkalkung (Arteriosklerose), Herzinfarkt und Schlaganfall. Auch Übergewicht (ab einem BMI von 30 kg/m²; BMI siehe Seite 62) entspricht einem körperlichen Dauerstress, der für die vielen gestörten hormonellen Regelkreise maßgeblich ist. Viele können berichten, dass sie von ihren Eltern immer ermahnt wurden, den Teller leer zu essen. So wird durch gelernte Verhaltensweisen frühzeitig eingeübt, das natürliche Sättigungsgefühl zu missachten und das Essen wird von anderen Prinzipien gesteuert, z.B. »es muss aufgegessen werden«. Natürlich hatte die karge Kriegszeit für viele von uns Folgen. Damals war der Hunger schlimm und das Essen fehlte. Heute haben wir alle Speisen im Überfluss und das zu viele Essen ist schlimm.

Zahlreiche Übergewichtige haben ihr Übergewicht nach dem Verlust des Partners oder in einer schwierigen Lebenssituation angesammelt. Auch hier besteht die belastende Situation immer über mehrere Jahre und während dieser Zeit sind die natürlichen Empfindungen des Hungers und der Sättigung dauernd gestört. Sehr häufig werden Stress, Frustration oder Unzufriedenheit mit der Lebenssituation als Auslöser des zunehmend steigenden Körpergewichtes angesehen. Auch diese Situationen bestehen meist über mehrere Jahre und führen dadurch zur Chronifizierung von Verhaltensweisen, die in einer Überflussgesellschaft unzweckmäßig sind.

*Wir wissen es schon: Abnehmen beginnt im Kopf.*

### Tipp:
Denken Sie einmal nach, welche Lebenssituation oder welche auslösenden Ereignisse bei Ihnen zum Ansteigen des Körpergewichtes beigetragen haben. Unser Verhalten ist durch die äußeren Umstände und durch unsere Vergangenheit geprägt. Nur wenn Sie beides erkannt haben und es bewusst über längere Zeit (mindestens zwei Monate) geändert haben, lernen Sie neues Verhalten dauerhaft ein.

# Der Hunger,
# der Appetit und die Hormone

O bwohl wir gelegentlich doch schon satt sind, haben wir doch noch immer Appetit auf vielleicht ein Dessert oder eine Süßigkeit. Dagegen haben wir bei großem Hunger mehr Verlangen nach etwas Deftigem. Wie wir sehen, ist der Appetit zwar unabhängig vom Sättigungsgefühl, wird aber durch dieses beeinflusst. Sobald wir eine Sättigung verspüren, haben wir nur ganz bestimmte Gelüste, wenn wir hungrig sind, wollen wir meist nur etwas essen. Zahlreiche Faktoren beeinflussen den Appetit, ein Beispiel sind die manchmal wunderlichen Gelüste schwangerer Frauen, die plötzlich Appetit auf Himbeereis und saure Gurken entwickeln. Männer mögen Fleisch, Frauen lieben Süßes, Kinder wollen naschen. Solche globalen Aussagen sind natürlich völlig falsch, trotzdem lässt es sich nicht von der Hand weisen, dass Hormone sich auf den Appetit auswirken. Wie sie das tun, ist bis jetzt noch nicht genau erforscht, mit Sicherheit spielt die durch Hormone bedingte Stimmungslage eine wichtige Rolle.

*Die Umstellung auf ein zweckmäßigeres Verhalten dauert mindestens zwei Monate.*

Oft kommt es bei Frauen, wenn die Regelblutung aufhört (Menopause), also etwa nach dem 45. Lebensjahr zur ungewollten Gewichtszunahme.

Hier spielen zahlreiche Faktoren eine Rolle, denn die weiblichen Geschlechtshormone wirken nicht nur auf den Grundumsatz (siehe Kapitel »Grundumsatz« ab Seite 63), sondern auch auf das Limbische System (siehe Kapitel »Limbisches System« ab Seite 49). Es kann nach der Menopause zu einem Stimmungstief kommen, das sowohl durch körperliche Veränderungen, Änderungen im Sexualempfinden, wie auch die Beeinträchtigung des Limbischen Systems verursacht wird. Antriebslosigkeit, Gereiztheit und Unzufriedenheit resultieren daraus und führen oft zum Frustessen. Eine vernünftige Behandlung nicht nur mit weiblichen Geschlechtshormonen kann diese Beschwerden bessern und sollte immer von einem Arzt überwacht werden.

Weibliche Athleten bekamen früher in manchen Ländern männliche Sexualhormone zugeführt, damit sie mehr Appetit entwickeln und eine größere Muskelmasse aufbauen konnten. Inwieweit männliche Geschlechtshormone, die insgesamt zellaufbauend wirken, auch die Stimmungslage anheben und dadurch den Appetit steigern, ist unbekannt. Klar ist aber, dass das Wechselspiel der Hormone entscheidenden Einfluss auf den Appetit hat.

## Nährstoffe mit Wirkung auf den Appetit

Appetitanregende Stoffe sind seit dem Altertum bekannt. Heute verwenden wir häufig Appetizer in Form von alkoholischen Getränken. Die in ihnen enthaltenen Bitterstoffe, z.B. Wermut, regen die Bildung des Magensaftes an und können damit zu einer Steigerung des Appetits beitragen. Von größerer Bedeutung ist aber der Alkohol, der bei vielen Menschen den Appetit deutlich steigert. Zudem setzt er die Hemmschwelle deutlich herab und trägt dazu bei, »sich wieder einmal zu vergessen«. Das Kapitel »Alkoholkonsum im Rahmen der KFZ-Diät« hat Ihnen die »guten Seiten« des Alkohols gezeigt. Zur Gewichtsabnahme ist Alkohol leider völlig ungeeignet.

Die Wirkung der verschiedenen appetitanregenden Nährstoffe ist von Person zu Person unterschiedlich. Weiter vorne wurde schon erwähnt, dass manche Personen nach Obst verstärkt Appetit bekommen. Ähnliche Effekte können, allerdings sehr individuell, Süßigkeiten oder bestimmte Gewürze, z.B. Zimt, auslösen.

Wermut und Pomeranzen sind Gewürze, die den Appetit steigern. Die anderen Gewürze verhalten sich bezüglich des Appetits eher neutral, sie erhöhen aber den Genuss beim Essen (siehe Kapitel »Wirkungen der Gewürz- und Aromastoffe« ab Seite 50). Sie sollten nicht darauf verzichten.

*Sie sollten sich genau beobachten und nach Auslösern für den gesteigerten Appetit forschen. Um so sicherer können Sie dann das »Essen als Ersatz« vermeiden.*

# Erlebnis
## Essen

**E**ssen ist mehr als Nahrungszufuhr und Ernährung. In Abbildung 3 ist das Ergebnis einer Befragung von Übergewichtigen festgehalten. Eine Frage lautete: Was ist ihnen beim Essen wichtig? Und die andere Frage lautete: Auf was legen Sie bei Ihrer Ernährung den größten Wert?

Wie Sie sehen, sind die Ergebnisse völlig unterschiedlich ausgefallen. Wurden die Teilnehmer nach dem Essen gefragt, so legten die meisten auf eine angenehme Umgebung, auf die Schmackhaftigkeit und auf das schöne Ambiente großen Wert, während gesundheitliche Aspekte, wie fettarm, vitaminreich weniger wichtig erschienen. Ganz anders fielen die Antworten aus, wenn die Teilnehmer nach ihrer Ernährung gefragt wurden. Hier hatten die gesundheitlichen Aspekte den höchsten Stellenwert, auf die Freuden des Essens wurde weniger Wert gelegt. Man sieht an den Antworten, dass die übergewichtigen Teilnehmer ihre Lektion gut gelernt hatten: Aufpassen, sich beherrschen, nur magere Produkte auswählen, vitaminreich und nicht zuviel. Mit Spaß und Freude hat dies nichts zu tun.

Dabei ist Essen doch eine der schönsten Sachen auf der Welt. Eine Diät, die nicht schmeckt, die nicht Freude macht, die man nicht gerne durchführt, ist eine schlechte Diät und nicht wert, eingehalten zu werden. Notwendigerweise kommt es nach Beendigung dieser Diät wieder zum Rückfall in die alten, geliebten Verzehrsgewohnheiten und damit auch zu dem gefürchteten Jo-Jo-Effekt.

Bei der KFZ-Diät sind die Einschränkungen geringer als bei anderen Diäten zur Gewichtsreduktion. In der K-Phase können Sie tüchtig zulangen, in der F-Phase profitieren Sie von der geringeren Fettspeicherung. Sie brauchen nur Ihre Nahrung richtig aufzuteilen in Fettmahlzeiten und Kohlenhydratmahlzeiten und vor allem sollen Sie Ihre Mahlzeiten genießen. Zum Genießen braucht man die notwendige Ruhe. Wer hat schon einmal gesehen, wie jemand am Schnellimbiss seinen Hamburger »genossen« hat? Dabei kann so vieles beim Essen zum Erlebnis werden, wenn man ihm nur die nötige Aufmerksamkeit schenkt. Sogar das Kauen einer Semmel kann Sie überraschen: Lassen Sie sich einmal 3 Minuten Zeit beim Kauen einer Semmel. Sie werden erstaunt feststellen, dass bereits nach 2 Minuten die Semmel einen neuen, süßen Geschmack annimmt. Das Mundgefühl der knackigen Kruste und die cremige Beschaffenheit des zarten Inhalts steigern sich so zu einem bisher für Sie unbekannten Geschmackserlebnis. Ein ähnliches Erstaunen wird Sie ergreifen, wenn Sie sich ein saftiges Steak richtig zubereiten, also erst einmal einölen und pfeffern, mit Oregano leicht bestreuen und erst kurz vor dem Anbraten leicht salzen. Wenn Sie es dann in einer beschichteten und gut vorgeheizten Pfanne in einigen Tropfen Öl eine Minute von jeder Seite knusprig braten, dann die Hitze zurücknehmen und langsam zu dem Punkt garen, wie es Ihnen am besten schmeckt (medium oder mehr), so steht dem Genuss nichts mehr im Wege. Schneiden Sie sich den ersten Bissen ab und halten Sie ihn für 30 Sekunden im Mund. Mit der Zunge spüren Sie die raue Oberfläche und auch das zarte Innere des

*Abbildung 3:*
*Bei einer Befragung von Übergewichtigen zeigte sich, dass »Essen« und »Ernährung« unterschiedlich beurteilt werden. Wurde gefragt, auf was beim »Essen« Wert gelegt wird, so war es vor allem »Lust und Genuss«. Wurde nach der »Ernährung« gefragt, so stand die Gesundheit im Vordergrund.[1]*

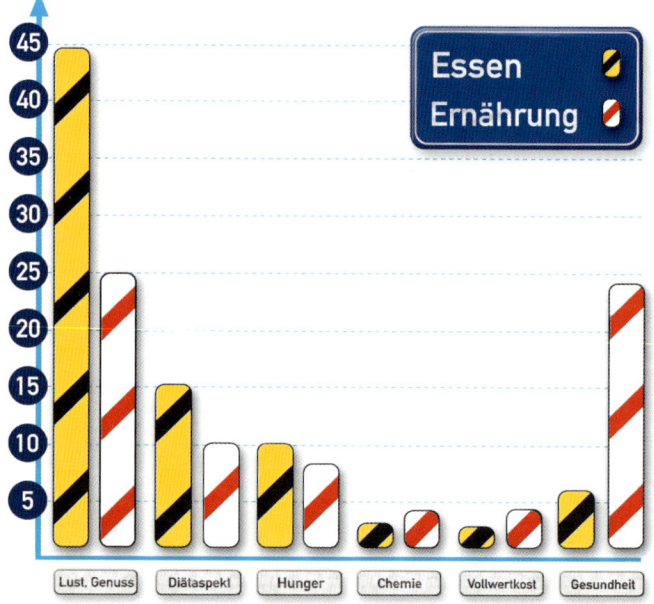

Steaks und langsam entwickelt sich in Ihrem Mund das hervorragende Aroma des Gewürzes, deutlich später als Sie den etwas salzigen Geschmack des Fleisches wahrgenommen haben. Hier können Sie drei Erlebnisse auf einmal haben: zuerst das Gefühl eines zarten, von einer rauen Oberfläche umgebenen Fleisches, dann der kräftig salzige Geschmack und schließlich das wunderbare Aroma des Oreganos.

[1] modifiziert nach V. Pudel, J. Westenhöfer: Ernährungspsychologie, Hogreve Verlag, Göttingen 1998.

Tatsächlich ist unser Geschmack nicht in der Lage, viele Informationen zu liefern. Wir schmecken lediglich süß, sauer, salzig und bitter. Nur diese vier Geschmacksqualitäten kann unsere Zunge unterscheiden. Diese Informationen erreichen uns sehr rasch, deshalb haben Sie auch gleich den leicht salzigen Geschmack des Fleisches wahrgenommen. Dagegen ist Ihnen das Aroma des Oregano erst deutlich später aufgefallen. Dieses Erlebnis wurde Ihnen nicht über den Geschmack, sondern über den Geruch vermittelt. Hierzu war es nötig, dass die Duftstoffe des Oregano aus dem Mund bis zur Nase hochsteigen und dort an einem der 7000 unterschiedlichen Geruchsrezeptoren haften bleiben. Nur wenige davon können den Duftstoff des Oregano binden. Die anderen Rezeptoren sind für die vielen anderen Gerüche zuständig, die wir wahrnehmen können. Stellen Sie sich vor, dass jeder von uns mindestens 7000 verschiedene Duftstoffe wahrnehmen kann, geübte Schnüffler, die z.B. bei Weinproben ihr hochbezahltes Handwerk ausüben, können sogar 10 000 und mehr verschiedene Düfte unterscheiden. Bis heute wissen wir noch nicht, wie genau die Erkennung dieser verschiedenen Aromen und Duftstoffe erfolgt. Wir wissen aber, dass über gewisse Aromastoffe komplizierte Vorgänge im Gehirn gesteuert werden. Diese laufen alle über ein System im Gehirn, das sogenannte »Limbische System«. Das alles erleben Sie nur, wenn Sie gut kauen und langsam essen.

## Das Limbische System steuert unsere Stimmung

D as Limbische System ist entwicklungsgeschichtlich ein sehr alter Gehirnteil, der sich fast im Zentrum unseres Kopfes befindet. Es ist bei allen Tieren in unterschiedlicher Ausprägung vorhanden. Seine Funktion besteht in der Vermittlung von Gefühlen und Empfindungen, die wir mit Wahrnehmungen wie angenehm – unangenehm, beruhigend – aufregend, überhaupt mit allen Empfindungen unseres sozialen und mitmenschlichen Umfeldes beschreiben können. Dementsprechend steuert das Limbische System auch unsere täglichen Verhaltensweisen und ist damit ein Element, das unseren Charakter bestimmt. Zu den von ihm beeinflussten Verhaltensweisen gehört die Partnerbeziehung, das Verhalten zu unseren Mitmenschen, aber auch unsere Reaktionen auf Stress, Ärger und Angst. Nicht zuletzt wird durch das Limbische System das Essverhalten maßgeblich beeinflusst.

Gewürze und Aromastoffe können über dieses System wirken, die 7000 verschiedenen Geruchsempfindungen haben ihre eigenen Auswirkungen auf die Steuerung dieses komplizierten und von unserem Denken kaum beeinflussten Steuerapparates. Deshalb laufen weite Teile unseres Handelns »im Unterbewusstsein« ab. Wir haben mit den Gewürz- und Aromastoffen in der Küche die Möglichkeit, dieses Limbische System zu steuern und durch das Essen zu beeinflussen. Man erinnere sich nur an den Geruch von Zimtsternen und Mandelbrot, der uns zur Weihnachtszeit in eine besondere Stimmung versetzen kann. Dies ist ein Beispiel dafür, wie im Limbischen System aus den Sinneswahrnehmungen komplexe Empfindungen, Gefühle, Emotionen und Stimmungen entstehen. Dazu gehören Appetit, Freude, sexuelles Verlangen und vieles mehr, das sich durch das Bewusstsein kaum steuern lässt. Mit den Gerüchen werden auch Erlebnisse und die damit verbundenen Düfte gespeichert und können mit dem Gedächtnis jederzeit wieder abgerufen werden. Es bestehen über das Limbische System Verbindungen zu den Drüsen, die den Hormonhaushalt regulieren, wie die Hirnanhangdrüse, die Geschlechtsdrüsen, die Schilddrüse, die entscheidende Stellgrößen für die Energieverwertung, den Grundumsatz und den Arbeitsumsatz sind. Durch Gewürz- und Aromastoffe können diese Drüsen in ihrer Funktion gesteigert oder gehemmt werden. Düfte mit anregenden Eigenschaften, z. B. Grapefruits erhöhen das Enzephalin, ein Botenstoff, der nicht nur schmerzstillend wirkt, sondern auch Gefühle des Wohlbefindens und der Euphorie auslöst und inneren Auftrieb gibt. Es gibt aber auch Aromastoffe, wie z. B. Lavendel, der beruhigt und Rosmarin, der stimuliert.

Die wirksamen Bestandteile in den Gewürzen und Aromastoffen sind ätherische Öle. Das sind wohlduftende, aromatische, flüchtige Substanzen, die meist pflanzlichen Ursprungs sind. Man nennt sie auch Essenzen oder Aromen. Sie sind, wie der Name sagt, das essentielle (das wesentliche) der Pflanze, die Wirkstoffe in konzentrierter Form. Ätherische Öle sind auch von großer gesundheitlicher Bedeutung, die meisten Hausmittel werden aus diesen Stoffen hergestellt.[2]

## *Wirkungen der Gewürz- und Aromastoffe*

**Z**ahlreiche Pflanzen besitzen antimikrobiell wirksame Inhaltsstoffe. Es handelt sich dabei um die Stoffwechselprodukte der Pflanze, die sie vor dem Verderb, dem Verfaulen schützen. Man nennt diese Inhaltsstoffe Phytonzide, Träger dieser Wirkstoffe sind die ätherischen Öle. Solche keimhemmenden Gewürze sind Ingwer, Koriander, Knoblauch, Kümmel, Majoran, Nelken, Paprika, Pfeffer, Rosmarin, Salbei, Thymian, Zimt und die Zwiebel. Das sind nur Beispiele von Pflanzen, die

[2] Zum Thema Aromatherapie verweisen wir hier auf zwei informative Bücher von Joannah Metcalfe (NaturaViva Verlags GmbH): »Vital durch die Kraft ätherischer Öle« und »Wohlfühlen durch die Kraft ätherischer Öle«..

uns küchentechnisch zum Verfeinern der Speisen dienen. Zahlreiche dieser Pflanzen sind reich an Antioxidantien. Sie schützen die Pflanze vor dem Angriff der Sauerstoffradikale und können dies auch beim Menschen tun. Sicher haben Sie schon von der günstigen Wirkung der Antioxidantien auf zahlreiche, in den Industrienationen häufige Krankheiten, gehört. Hierzu gehört die Arteriosklerose, immunologische Erkrankungen, wie das entzündliche Rheuma, die multiple Sklerose, aber auch bestimmte Krebsarten. Reich an Antioxidantien sind Rosmarin, Salbei, Oregano, Majoran, Thymian, Petersilie, Kerbel, Fenchel, Sellerie, Gewürznelke, Piment und Pfeffer. Andere Pflanzen enthalten Verdauungsenzyme, die bei der Fettverdauung helfen, wie die Artischocke. Zahlreiche der klassischen Magen-Darmmittel sind pflanzlichen Ursprungs. Bestandteile dieser als Medikamente eingesetzten Aromastoffe sind Pfefferminz, Kümmel, Melisse, Zimt, Ingwer, Enzian, Fenchel, Koriander, Kamille oder Pomeranzen. Seit dem Altertum sind pflanzliche Inhaltsstoffe verwendet worden, um den Gallefluss zu fördern. Die Galle ist gerade bei der Verdauung des Fettes von großer Bedeutung, da sie das Fett aufschäumt und damit für die Verdauungsenzyme besser angreifbar macht. In der deutschen Arzneimittelliste (Rote Liste) gibt es mehr als 70 Magen-Darm-Mittel, die auf pflanzlicher Grundlage beruhen. In ihnen befinden sich die Inhaltsstoffe von Artischockenkraut, Pfefferminz, Schwarzrettich, Löwenzahn, Kurkuma, Wacholder, Melisse, Kümmel und Fenchel. Andere Pflanzen wirken wassertreibend und fördern die Wasserausscheidung wie z.B. Petersilie oder Wacholder. Bekannt sind auch Pflanzen, die bei Bronchitis und Verschleimung der Luftwege helfen. Zu Ihnen gehören Anis, Eukalyptus, Fenchel, Pfefferminz oder Thymian. Besondere Wirkungen werden seit alters her dem Knoblauch zugeschrieben. Wirksame Inhaltsstoffe sind das Allicin, Adenosin, Isothiocyanate. Mit ihm, aber auch mit dem Bärlauch, soll man der Arteriosklerose vorbeugen können. Durch wissenschaftliche Untersuchungen konnte eine Hemmung der Zusammenballung von Blutplättchen eindeutig nachgewiesen werden. Knoblauch wird auch bei Infektionen des Magen-Darmtraktes und zur Förderung der Bildung von Verdauungssäften eingesetzt. Die Zwiebel ist seit alters her ein häufig eingesetztes Hausmittel. In ländlichen Gegenden wird bei einem Bienenstich eine Zwiebel in der Mitte auseinander geschnitten und dann auf den Bienenstich gedrückt. Die sonst auftretende Rötung und Schwellung und die Schmerzen bleiben aus, da die Inhaltsstoffe der Zwiebel die Bildung von Entzündungsstoffen unterdrücken. Neben dieser antiallergischen Wirkung konnte auch eine antimikrobielle Wirkung der Zwiebel nachgewiesen werden. Die Forschung der letzten Jahre hat gezeigt, dass die Inhaltsstoffe der Zwiebel eindeutige biochemische Wirkungen haben. Sie hemmen die Botenstoffe in ihrer Tätigkeit, die bei der Entzündung gebildet werden (Leukotriene). Diese Botenstoffe sind auch bei einer Bronchitis für die Verengung der Luftwege verantwortlich. Deshalb wird der Saft der Zwiebel häufig als Heilmittel bei Bronchitis angewendet, wobei seine antimikrobielle Wirkung zusätzlich günstig wirkt.

Die Anwendungsgebiete der Gewürz- und Aromastoffe sind in Tabelle 15 angegeben. In der Küche verwenden wir natürlich keine derartig großen Dosen, dass arzneimittelartige Wirkungen zu erwarten sind, immerhin können wir durch ausgewähltes Würzen und Verfeinern mit den Aromastoffen auch in der Küche gesundheitsfördernde Reaktionen erzielen. Hierzu bedarf es allerdings einiger Kenntnisse, die Sie sich durch das Studium einschlägiger Literatur aneignen können.[3]

*Tabelle 15:*
*Gewürze und Kräuter*
*finden in vielen Arznei-*
*mitteln Anwendung.*
*Hier einige Beispiele:*

| Gewürz | Anwendungs-bereich | Wirkung |
|---|---|---|
| Wermut, Pomeranzen | Stomachika | appetitanregend, verdauungsfördernd |
| Kamille Fenchel Kümmel Pfefferminze | Karminativa | gegen Blähungen |
| Enzian Pomeranzen Löwenzahn | Amara (Bitter-stoffe) | wirken anregend auf die Speichel- und Magensaftbildung |
| Artischocken Schwarzrettich | Cholagoga | galletreibend |
| Petersilie Wacholder | Diuretika | wassertreibend |
| Sesam Liebstöckel Sellerie Datteln | Aphrodisiaka | sollen sexuell anregend wirken |

[3] Zum Thema Kräuter verweisen wir hier auf »Kleines Heilkräuterlexikon« von Prof. Dr. med. Heinz Schilcher, erschienen im Hädecke Verlag.

# Ernährungs-
## physiologie

**E**ssen und Trinken hält Leib und Seele zusammen. Die wenigsten Menschen vergessen zu essen. Das Trinken wird häufig vergessen. Es gibt auf der Welt kein Wort für »genug getrunken«. Deshalb kann uns der Körper, anders als beim Essen, auch nicht die tägliche Trinkmenge signalisieren. Viele Menschen haben das Durstgefühl verlernt, da sie einfach in der Hetze des Alltags das Trinken vergessen haben oder in der Kindheit angehalten wurden, doch nicht zum Essen zu trinken.

## Durst und Trinken

**T**rinken kann leider nicht nur für den Alkoholiker zum Problem werden. Ich kenne viele Menschen, die erstaunt feststellen: Ich kann nicht trinken. Selbst wenn Sie sich immer wieder ermahnen und auch den guten Vorsatz haben, ausreichend zu trinken, so gelingt es auf Dauer nicht. Eine Hilfe kann es sein, wenn Sie morgens Tee bereiten und mittags prüfen, ob Sie die Hälfte davon getrunken haben. Genauso können Sie es mit Tafelwasser oder mit Ihrem Lieblingsgetränk tun. Wenn Sie Gläser mit Leitungswasser verwenden wollen, so machen Sie am besten eine Strichliste, anhand der Sie am Abend abschätzen können, wieviel Sie tatsächlich getrunken haben.

## Das Essverhalten

**B**eobachten Sie einmal »natürlich schlanke« Menschen beim Essen, so stellen Sie fest, dass diese viel mehr essen als Übergewichtige. Oft essen »natürlich Dünne« das, was Sie versuchen zu meiden, nämlich die sog. Dickmacher, wie Schokolade, Chips, Eis, usw.

Wenn Sie etwas genauer hinsehen, so stellen Sie fest, dass diese Menschen schlagartig aufhören zu essen, wenn sie satt sind, unabhängig davon, wieviele von den leckeren Dingen noch auf dem Teller sind oder wie gut die Speise mundet. Fragen Sie einen »natürlich Dünnen« nach dem Kalorien- oder Fettgehalt eines Lebensmittels, so wird er Ihnen keine Antwort geben können. Er weiß es nicht und es interessiert ihn nicht.

Das Essverhalten von Übergewichtigen, die abnehmen möchten, ist Ihnen sicher zur Genüge bekannt. Übergewichtige hungern und versuchen mit aller Gewalt, die Lebensmittel zu meiden, die als Dickmacher verschrieen sind. Speisen auf dem Teller zurück lassen kann ein Übergewichtiger schlecht. Meist wird der Teller leer gegessen, obwohl man eigentlich schon lange satt sein müsste.

Häufig wird auch ein anderes Gefühl als Hunger missdeutet. Viele können nicht unterscheiden, wann das Gefühl »Hunger« wirklich die Notwendigkeit der Nahrungsaufnahme anzeigt und wann es nur der unverstandene Ausdruck einer seelischen Regung ist. Ich kenne sogar Personen, denen es sehr schwer fiel, zwischen Durst und Hunger zu unterscheiden. Sie fühlten sich plötzlich tagsüber nicht durstig, sondern schwach und begannen aus diesem Grund zu essen. Wie geschildert, ist bei vielen Menschen das Durstgefühl verloren gegangen. Erst der Versuch, das Gefühl der Schwäche mit ein oder zwei Glas Wasser anzugehen, bringt ihnen die für sie überraschende und neue Erkenntnis: ich hatte ja Durst ! Es ist deshalb immer eines Versuchs wert, das Gefühl »Hunger« erst einmal mit zwei Gläsern Wasser zu testen. Wenn es verschwindet, war es Durst. Aber es gibt noch andere »Gefühle«, die Hunger vortäuschen können.

Zunächst ist es immer angebracht, dem Gefühl »Hunger« Misstrauen entgegen zu bringen. Viele Menschen haben ihre Gefühle schon getäuscht, da ist der Hunger keine Ausnahme. Einige Gefühle, die uns glauben machen können: »Ich bin hungrig«, sind Langeweile, Stress, Überforderung, mangelnde Zuwendung, Trauer durch Verlust des Lebenspartners, des Freundes, der Freundin, der Arbeitsstelle, der Auszug der Kinder aus dem Haus und vieles andere mehr. Viele haben schon eines dieser Gefühle mit Hunger verwechselt und sind übergewichtig geworden. Hier ist es leider nicht so einfach wie beim Durst. Man kann nicht probeweise den Stress weglassen oder seine Lebenssituation ändern. Aber man kann einige Kniffe anwenden, um seinen Körper eine andere Befriedigung zu geben und dann beobachten, ob es mit dem Gefühl »Hunger« besser wird. Beobachten Sie sich selbst, in welchen Situationen Sie zum Essen greifen. Notieren Sie mit Hilfe des Ernährungsprotokolls vom Anhang 1 wann, was und vor allem, warum Sie essen. Ist es wirklich der Hunger, der Sie zum Essen verleitet? Überlegen Sie, was Sie an Stelle des Essens zufrieden machen könnte. Wenn Sie den Hunger bei einem spannenden Krimi vergessen oder durch das Anhören Ihrer Lieblingsmusik verlieren, so haben Sie schon eine wichtige Entdeckung gemacht. Es muss nicht immer ein neues Kleidungsstück sein, auch eine schöne Seife oder ein wunderbares Parfüm kann ebenfalls gelegentlich »den Hunger« stillen. Hier noch einige Möglichkeiten, das Verlangen nach Essen mit anderen Dinge die nicht Essen sind, zu befriedigen.

## Was kann ich tun, außer zu essen?

*(eine kleine Vorschlagsliste, die Sie für sich selbst ergänzen können)*

- ◈ ein *Vollbad* nehmen
- ◈ zum *Frisör* gehen
- ◈ *spazieren* gehen
- ◈ *Rad* fahren
- ◈ *telefonieren* mit Freunden
- ◈ ein spannendes *Buch* lesen
- ◈ einen schönen *Film* in den Videorecorder einlegen
- ◈ usw.

## Essensumfeld

- 🛑 Haben Sie sich schon einmal Gedanken gemacht, wo Sie essen und welche Rolle für Sie die Umgebung spielt?
- 🛑 Haben Sie Zeit für eine Pause am Arbeitsplatz oder gibt es bei Ihnen eine Mitarbeiterkantine?
- 🛑 Müssen Sie während des Essens berufliche Probleme erörtern, geschäftliches besprechen?
- 🛑 Haben Sie Ruhe beim Essen oder Hektik?

Bei den angefügten Bildern (Abbildung 4) entdecken Sie vielleicht die eine oder andere Szene wieder, bei der Sie sagen: genau so sieht mein Essen regelmäßig aus.

Das Umfeld ist ein wichtiger Aspekt beim Essen. Die Menge der aufgenommenen Speisen wird dadurch bestimmt und auch die Art des Essens. Wenn Sie während der Arbeit essen und mit anderen Tätigkeiten beschäftigt sind, können Sie sicherlich später nicht mehr sagen, was und wieviel Sie gegessen haben. Das Auge isst mit, ein schön gedeckter Tisch fördert die Freude am Essen und vor allem am Genießen. Genießen Sie Ihr Essen, es gehört zu den schönsten Dingen des Lebens. Wenn Sie noch eine angenehme Atmosphäre am schön gedeckten Tisch, eventuell mit Kerzenlicht schaffen, so steigern Sie noch den Genuss. Sie werden automatisch langsamer und bewusster essen !

Das Essen in der Kantine, verbunden mit viel Lärm, Stress und Hektik verursacht eine gehetzte Nahrungsaufnahme und verleitet zum unkontrollierten Schlingen. Sie fühlen sich unangenehm voll, aber nicht satt. Wenn Sie solche Situationen nicht umgehen können, versuchen Sie möglichst wenig zu essen. Essen Sie nichts, was Ihnen schwer im Magen liegt. Und vor allem: denken Sie besonders in diesen Situationen daran, die Prinzipien der KFZ-Diät einzuhalten.

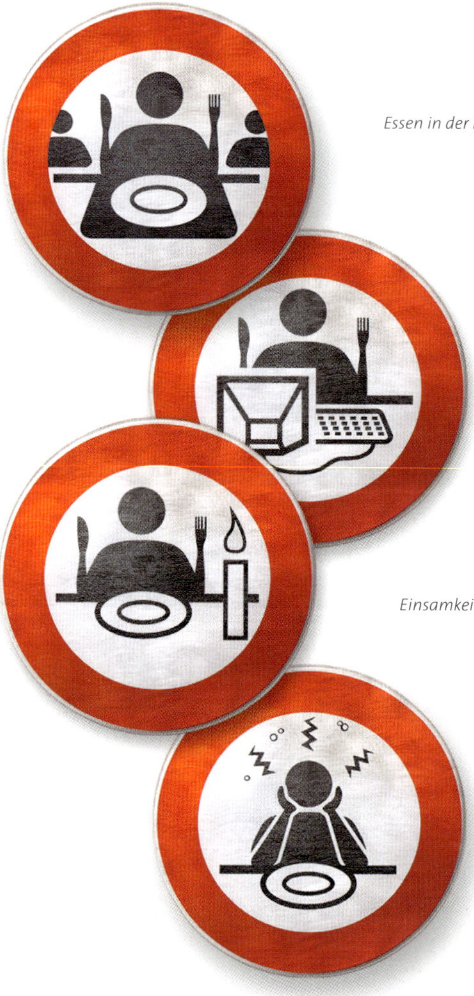

Essen in der Kantine mit Arbeitskollegen

*Abbildung 4:*
*Manche Situationen*
*verleiten dazu,*
*unkontrolliert noch*
*schnell ein Häppchen*
*zu sich zu nehmen*
*oder sich noch ein Bier*
*zu gönnen. Haben Sie*
*schon einmal so eine*
*Situation erlebt?*

Essen während der Arbeit

Einsamkeit

Frust, Ärger, Langeweile

# Ess-Sucht

**A**ls Sucht wird ein Verhalten bezeichnet, das nicht mehr kontrollierbar ist und durch ein dauerndes Verlangen zu einer ständigen Steigerung des Konsums zwingt. Leider kann Essen auch zur Sucht werden. Sicher kennen Sie jemanden, der Ihnen etwa diese Geschichte erzählt hat: »Den ganzen Tag komme ich mit sehr wenig Essen aus. Aber wenn ich abends nach Hause komme und endlich Ruhe habe, dann muss ich nur eine Kleinigkeit zu mir nehmen und schon ist der Damm gebrochen. Dann kann ich mit dem Essen nicht mehr aufhören«. Wenn sich ein solches Verhalten eingestellt hat, so ist meistens eine seelische Störung der Grund hierfür. Eine Sucht ist dadurch gekennzeichnet, dass man alleine kaum etwas dagegen machen kann. Sollten Sie ein ähnliches Verhalten bei sich entdecken, so ist ein Gespräch mit einem Arzt, der in Psychosomatik oder Psychiatrie ausgebildet ist, sehr wertvoll. Er kann Ihnen helfen, die Gründe für Ihre Ess-Sucht herauszufinden und dann können Sie auch die wirksamen Strategien gegen dieses Leiden entwickeln.

In den meisten Fällen ist es aber nur ein Problem falschen Verhaltens. Sitzt man abends beim Fernsehen und das Programm ist sehr langweilig, so kann es schon einmal vorkommen, dass einem die Tafel Schokolade einfällt, die bereit liegt. Nicht selten passiert es anschließend, dass aus dem kleinen Rippchen Schokolade doch die ganze Tafel geworden ist und wieder klopft das schlechte Gewissen an. Vor nicht langer Zeit fand sich ein Hinweis, dass suchterzeugende Stoffe in der Schokolade nachgewiesen wurden. Tatsächlich findet man in der Schokolade Phenylethylamin, das eine euphorisierende (stimmungshebende) Wirkung hat. Allerdings ist seine Konzentration so gering, dass eine suchterzeugende Wirkung der Schokolade ausgeschlossen ist. Daneben enthält die Schokolade Genussstoffe, das Theobromin und das Methylxantin, die auch im Kaffee und Tee enthalten sind. Auch diese Stoffe sind wegen ihrer geringen Konzentration sicher nicht Auslöser einer Sucht. Viel mehr ist es das angenehme Mundgefühl der zart-schmelzenden Schokolade, der cremige und süße Geschmack, der Schokolade so anziehend und beliebt macht. Billige Schokolade mit einem Fettanteil von ca. 50% und einem Zuckeranteil von zwischen 30% und 40% ist ein ausgesprochener Dickmacher. Der Fettanteil, also mindestens 50 g bei einer Tafel, wird unweigerlich, in Folge des hohen Zuckeranteils, in den Fettpolstern gespeichert. Gerade nach dem Genuss von Schokolade, Pralinen oder Torte ist das schlechte Gewissen sehr begründet, wenn man Gewicht abnehmen will.

Schokolade und gute Figur sind zwei absolut unverträgliche Gegensätze. Wenn Sie sich das klar gemacht haben, kann es schon vorkommen, dass Ihnen dieser Gedanke nicht mehr so recht aus dem Kopf will und die nicht gegessene Schokolade um so süßer erscheint. In unserer süßen Umwelt ist ein totaler Verzicht für manche Menschen schwer. Zu sehr locken die Werbung und das Angebot in den Läden. Aber die hier beispielhaft beschriebene Schokolade ist offenbar nur dann eine Sucht, wenn man sie Mann/Frau strikt verbietet. Eine Lösung könnte sein, dass Sie die Sache etwas lockerer angehen und ab und zu ein kleines Stück teurere und gute (mehr als 80% Kakao-Anteil) Schokolade genießen.

# Die Wirkung
# der Nahrung im Körper

Mit der Nahrung werden Eiweiß, Fett und Kohlenhydrate zugeführt. Dies sind die Bausteine, aus denen alle organischen Bestandteile des Körpers zusammengesetzt sind. Der Körper kann die Nahrung zur Renovierung der verbrauchten Zellen verwenden, er kann mehr oder weniger Körpersäfte produzieren und er kann geistige und körperliche Leistungen erbringen.

War Ihnen bekannt, dass geistige Leistung mehr Kalorien verbraucht als körperliche Tätigkeit? Bereits in Ruhe wird ein Drittel des Grundumsatzes für die Funktion des Gehirns verwendet. Der magere Geisteswissenschaftler ist Ihnen genauso bekannt wie der stämmige Bauarbeiter.

Die Ausschüttung wichtiger Hormone, die über die Verwendung der zugeführten Nahrung entscheiden, wird über die tägliche Kost gesteuert.

## Insulin – der Hauptakteur im Teufelskreis des Dickwerdens

Kohlenhydrate erhöhen den Blutzucker, der durch die Ausschüttung von Insulin aus der Bauchspeicheldrüse wieder gesenkt wird.

Je rascher und je höher der Blutzucker ansteigt, desto mehr Insulin wird freigesetzt um den Blutzucker zu senken. »Schlechte« Kohlenhydrate bewirken einen für den Körper unerwarteten, raschen und starken Blutzuckeranstieg. »Schlechte« Kohlenhydrate (siehe Tabelle 6) sind industriell hergestellte Zuckerstoffe, auf die unser Körper nicht eingestellt ist. Er kann mit schlechten Kohlenhydraten schlecht umgehen. Der Körper reagiert darauf mit einer übermäßigen Insulinausschüttung, da Ihr Körper nicht weiß, wie lange Sie ihn mit den »schlechten« Kohlenhydraten quälen wollen. Leider hält die Wirkung des Insulins länger als erwünscht an, wenn die Blutzuckersteigerung groß gewesen ist. Der übermäßige Ausstoß von Insulin bewirkt die übermäßige Absenkung des Blutzuckers. Die dadurch erzeugte Unterzuckerung des Blutes signalisiert Ihrem Körper: «Iss doch wieder etwas Süßes!«, obwohl Sie gerade vor einer Stunde ihre süße Nachspeise verzehrt haben. Die erneute Zuckeraufnahme schließt den Teufelskreis, der um so schneller zu laufen beginnt, je dicker Sie werden. Ab einem Übergewicht von 20% bleibt der Insulinspiegel dauernd erhöht und das Hungergefühl ist dauernd gesteigert.

## Das Metabolische Syndrom

**D**er dauernd erhöhte Blutzuckerspiegel bei erheblich Übergewichtigen hat fatale Folgen. Das hat die Forschung der letzten Jahre eindeutig gezeigt. Es resultiert ein gesteigertes Hungergefühl, das zur gesteigerten Nahrungszufuhr zwingt. Besonders tritt ein übermäßiges Verlangen nach süßen und fetten Speisen auf. Die übermäßige Menge an schlechten Kohlenhydraten belastet die Bauchspeicheldrüse. Immer mehr Insulin muss für die Verarbeitung der schlechten Kohlenhydrate bereit gestellt werden, bis schließlich die Bauchspeicheldrüse erschöpft ist. Der Blutzucker kann nicht mehr ausreichend gesenkt werden, er bleibt erhöht. Eine Blutzuckerkrankheit (Diabetes mellitus) ist die Folge. Schlimmer noch, die Zellen werden unempfindlich gegen das Insulin, die Wirkung des Insulins nimmt ab und oft wird dann mit dem Spritzen von Insulin zur Senkung des Blutzuckerspiegels begonnen. Das aber verstärkt den Teufelskreis, der nur durch die Gewichtsabnahme durchbrochen werden kann. Die aber ist infolge der drohenden Unterzuckerung bei Insulinbehandlung schwierig. Die übermäßig verzehrten Fette und der Diabetes mellitus erhöhen den Blutfettspiegel, es kommt zur Fettstoffwechselstörung (Hyperlipidämie). Die Erhöhung der Harnsäure (Hyperurikämie, Gicht) wird durch die gesteigerte Nahrungszufuhr und die darin enthaltenen Purine bewirkt. Schließlich kommt es infolge der gesteigerten Zufuhr von Natrium und durch die Erhöhung des Insulinspiegels zum Bluthochdruck (Hypertonie).

Diabetes mellitus, Hyperlipidämie, Gicht und Hypertonie führen unausweichlich zur Gefäßverkalkung (Arteriosklerose), deren bekannte Folgen der Herzinfarkt oder der Schlaganfall sind. Diese Zusammenhänge werden oft als »Metabolisches Syndrom« bezeichnet, dessen wichtigstes Kennzeichen die dauerhafte Erhöhung des Insulinspiegels ist. Mit der KFZ-Diät können Sie erleben, wie im Rahmen der Gewichtsverminderung der Teufelskreis durchbrochen wird und sich alle Zeichen des Metabolischen Syndroms bessern.

*Abbildung 5:*
*Insulin wird von der Bauchspeicheldrüse an das Blut abgegeben, um den Blutzucker zu senken. Je schneller und je höher der Blutzucker ansteigt, desto schneller und mehr Insulin muss ausgeschüttet werden. Insulin, das nach »schlechten« Kohlenhydraten ausgeschüttet wird, wirkt länger als es zur Senkung des Blutzuckers nötig wäre. Hieraus resultiert eine Unterzuckerung des Blutes nach dem Verzehr von Süßigkeiten. Ein erneutes Hungergefühl entsteht. Gute Kohlenhydrate erhöhen den Blutzucker langsam und brauchen weniger Insulin. Die Unterzuckerung und das Hungergefühl entstehen nicht.*

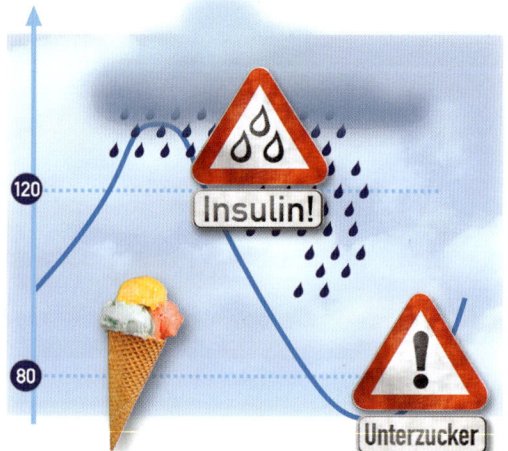

*So verarbeitet der Körper sogenannte »schlechte« Kohlenhydrate...*

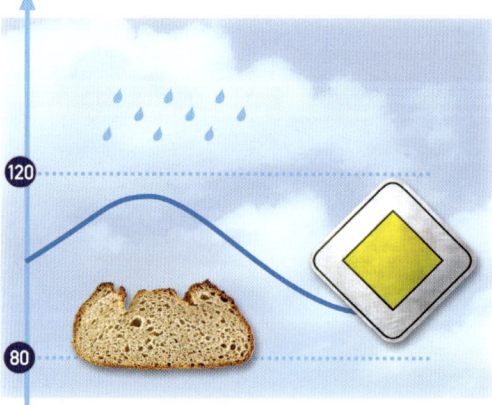

*...und so verhält sich die Insulinausschüttung bei der Verarbeitung sogenannter »guter« Kohlenhydrate.*

## Wenn Sie Medikamente einnehmen müssen

**M**it der KFZ-Diät ist Ihnen die Möglichkeit gegeben, die schlimmen Folgen des Metabolischen Syndroms zu vermeiden. Wenn Ihnen der Arzt bereits Medikamente für eine der erwähnten Krankheiten verordnet hat, müssen Sie sehr vorsichtig sein. Teilen Sie Ihrem Arzt mit, dass Sie sich zur Gewichtsabnahme mit der KFZ-Diät entschlossen haben.

Er wird dann die Medikamente reduzieren und wahrscheinlich können Sie auf viele davon verzichten, wenn Sie 10% Ihres Körpergewichtes abgenommen haben. Oft ist dies auch schon vorher möglich.

*Die Einnahme von Medikamenten gegen erhöhten Blutzucker, erhöhte Blutfette, hohen Blutdruck kann durch Gewichtsabnahme vermindert werden. Unterrichten Sie unbedingt Ihren Arzt über die geplante Gewichtsabnahme, er wird die Medikamente bedarfsgerecht vermindern.*

## Das richtige Körpergewicht und Folgen des Übergewichts

**D**as Übergewicht ist der Wegbereiter für zahlreiche Erkrankungen, die in den industrialisierten Ländern mit zunehmender Häufigkeit auftreten. Hierzu gehören der erhöhte Blutdruck, hohe Blutfettwerte, erhöhter Blutzucker und erhöhte Harnsäurewerte. Diese Erkrankungen sind wichtige Risikofaktoren für das Auftreten der Arteriosklerose. Von besonderer Bedeutung sind die dadurch bedingten Verengungen der Herzkranzgefäße, die zum Auftreten eines Herzinfarktes beitragen.

Übergewicht wird heute mit dem Körper-Masse-Index (Body-Mass-Index, BMI) festgelegt. Der BMI berechnet sich aus dem Körpergewicht und der Körpergröße.

Der BMI eines 82 kg schweren Menschen mit einer Körpergröße von 1,68 m errechnet sich nach einem Schema (siehe Abbildung folgende Seite).

Der BMI hat sich zur Beurteilung des Körpergewichtes international durchgesetzt, da er gut mit dem Körperfett korreliert.

Bis zu einem BMI von 30 kg/m² sind keine deutlichen Risiken für das Auftreten von hohem Blutdruck, Blutzucker, erhöhten Blutfetten oder Gicht zu erwarten. Wenn sich Ihr BMI noch zwischen 25 und 30 kg/m² befindet, so ist eine Normalisierung des Körpergewichts nicht dringend, aber wünschens-

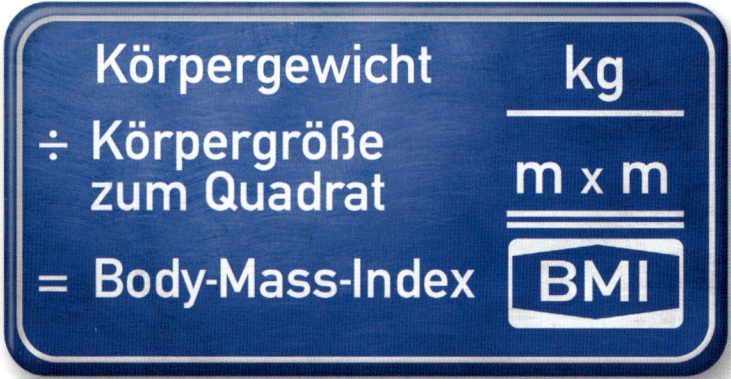

wert, da hierdurch dem späteren Auftreten der Folgekrankheiten vor-
gebeugt wird. Eine Notwendigkeit zur Gewichtsabnahme besteht bei
einem BMI zwischen 25–30 kg/m², wenn bereits eine der oben erwähnten
Folgekrankheiten eingetreten ist. Ab einem BMI von über 30 kg/m² muss
man mit dem baldigen Auftreten der Folgekrankheiten rechnen und eine
Gewichtsabnahme ist erforderlich. Liegt ihr BMI über 30 kg/m², so ist Hand-
lungsbedarf gegeben, selbst wenn Sie sich gesund und munter fühlen. Für
die Klassen II und III der Adipositas (siehe Tabelle 16) gilt dies im verstärkten
Maße. Die Wahrscheinlichkeit an einer der Folgekrankheiten zu leiden ist
überproportional hoch.

*Tabelle 16:
Der BMI ist das beste
Maß um Übergewicht
zu erkennen. Normal-
gewichtige Personen
haben die höchste
Lebenserwartung.*

| Einteilung | BMI |
|---|---|
| Untergewicht | < 18,5 |
| Normalgewicht | 18,5 bis 24,9 (höchste Lebens-erwartung) |
| Übergewicht | 25,0 bis 29,9 |
| Adipositas: | ≥ 30 |
| Klasse I | 30 bis 34,9 |
| Klasse II | 35 bis 39,9 |
| Klasse III | ≥ 40 |

# Schneller

## Abnehmen ? Erhöhen Sie den Grund- und Arbeitsumsatz!

### Grundumsatz

**I**hr Körper hat einen gewissen Grundbedarf, der als Grundumsatz bezeichnet wird. Er beschreibt den Nahrungsbedarf, den der Mensch in völliger Ruhe, ohne körperliche Aktivität hat. Dieser Grundumsatz ist nicht bei allen gleich und abhängig von der Größe, dem Gewicht, der Vererbung, den Hormonen, der Witterung und vielem anderen. Bildlich gesprochen ist er vergleichbar mit den fixen Ausgaben für Ihre Wohnung, bei denen auch regelmäßig die Miete und Nebenkosten anfallen.

Für alle Lebensvorgänge ist Energie erforderlich. Der Schlag des Herzens, die Spannung der Blutgefäße, die Bewegung des Darmes, der Transport der Nährstoffe über den Darm, die Bildung neuer Zellen für die Muskulatur oder die Haut, erfordern Energie. Auch das Sehen, Fühlen und das Denken brauchen Energie, die dem Körper mit der Nahrung zugeführt wird. Alle diese Leistungen werden durch den Grundumsatz des Körpers gedeckt. Der Grundumsatz ist somit die Menge Energie, die der Körper zur Aufrechterhaltung der Lebensvorgänge benötigt.

Diese Grundgröße des Energiebedarfs ist nicht für alle Menschen gleich. Die Maus hat einen geringeren Grundumsatz als der Elefant, große Menschen haben einen höheren Grundumsatz als kleinere Personen. Letztere haben deshalb größere Probleme mit der Gewichtsabnahme als die Großen. Daneben gibt es aber auch individuelle Unterschiede, die den Grundumsatz bestimmen. Sicher kennen Sie Menschen, die lebhaft sind, einen schnellen Puls haben, während andere eher träge wirken und auch einen sehr niedrigen Ruhepuls besitzen. Diese Ruheaktivität des Körpers wird durch das Nervensystem gesteuert, besonders durch den Sympathikus. Der Sympathikus ist ein Nervengeflecht, das den ganzen Körper durchzieht und u. a. reguliert, wie schnell das Herz in Ruhe schlägt, wie schnell der Darm arbeitet und welche Spannung in den Muskeln und Sehnen herrscht. Je größer die Aktivität des Sympathikus ist, desto mehr Energie wird verbraucht. Diese Aktivität ist erblich festgelegt, kann aber durch freudige Erregung und Aktivität, wie auch durch Tee und Kaffee angeregt werden. Daneben gibt es noch viele andere erbliche Faktoren, so dass der Grundumsatz von Mensch zu Mensch unterschiedlich ist.

Eine wichtige Größe für den Grundumsatz ist die Wärmeproduktion. Es gibt Personen, die im Winter im Hemd nicht frieren, wohingegen andere bereits im kühlen Abendwind zu frösteln beginnen und nach dem Pullover greifen. Diese Unterschiede sind durch die persönliche Wärmeproduktion bedingt. Die Wärmebildung kann auch durch die Nahrung beeinflusst werden. Sicher haben Sie nach einem Winterspaziergang, wenn Sie durchgefroren nach Hause kamen, schon mal die wohltuend wärmende Wirkung des Glühweins ausprobiert. Hier ist es der Alkohol, der, wie wir ja wissen, sofort verbrannt wird, und in diesem Fall zur Wärmebildung und Gefäßerweiterung beiträgt. Genauso steigert die Nahrungsaufnahme die Wärmebildung. Fette tragen zur Aufrechterhaltung der Körpertemperatur, also zur Wärmebildung, am meisten bei. In unserem Körper gibt es besondere Fettzellen, die durch Nervenimpulse zur Wärmebildung besonders befähigt sind. Personen die eine höhere Zahl dieser Fettzellen haben, bilden auch mehr Wärme und haben einen höheren Grundumsatz.

## So steigern Sie den Grundumsatz

**D**urch Bewegung können Sie sich »warm machen« und damit den Grundumsatz erhöhen. Bei der Bewegung wird Energie verbraucht und wie bei einem Automotor erwärmt sich der Körper. Je intensiver die Bewegung oder der Sport, desto länger die Wirkung auf den Grundumsatz. Nach der Bewegung bleibt der Körper noch für 4–6 Stunden in »Schwung«, die Wärmeproduktion ist während dieses Zeitraums erhöht. Körperliche Bewegung trägt also maßgeblich über einen längeren Zeitraum zu einem erhöhten Grundumsatz bei.

Es gibt aber auch noch andere Möglichkeiten, den Grundumsatz anzuheben. Wie Sie gehört haben, sind bei der KFZ-Diät Zwischenmahlzeiten erforderlich. Mit diesen Zwischenmahlzeiten geben Sie Ihrem Körper immer wieder neue Energie, die er dazu benutzt, seinen Grundumsatz zu erhöhen, also seine Leistungsfähigkeit zu steigern.

Auch den Sympathikus können Sie anregen, indem Sie bis zu 3 Tassen Kaffee oder Tee pro Tag trinken. Das darin enthaltene Koffein oder Teein regt den Sympathikus an und fördert den Grundumsatz, der wiederum zur

zur Gewichtsabnahme beiträgt. Allerdings sollten Sie vom Kaffee oder Tee nicht zuviel genießen, da ein Übermaß an diesen anregenden Stoffen zu einer Abstumpfung des Körpers führt und die Wirkung dann ausbleibt.

Wichtige Stellgrößen für die Wärmeproduktion sind die Hormone. Ein Beispiel ist das Schilddrüsenhormon. Die Schilddrüse ist ein Regulator des Stoffwechsels. Bei einer Unterfunktion laufen alle Stoffwechselvorgänge verlangsamt ab, der Energiebedarf ist entsprechend niedrig, Fett wird gespeichert. Deshalb ist es wichtig, dass Sie sich vor der Gewichtsabnahme die normale Funktion Ihrer Schilddrüse vom Arzt bestätigen lassen. Dies geschieht durch eine einfache Blutuntersuchung, bei der die Schilddrüsenhormone bestimmt werden.

## Bestimmung des Grundumsatzes

 er Grundumsatz berechnet sich aus dem Körpergewicht (KG) in Kilogramm (kg) und bestimmten Faktoren, die aus Stoffwechseluntersuchungen stammen. Er kann mit einer Formel berechnet werden:

| Grundumsatz (GU) für Frauen: | Grundumsatz (GU) für Männer: |
|---|---|
| GU = (0,034 × kg KG + 3,538) × 239 | GU = (0,048 × kg KG + 3,653) × 239 |

*Geistige und körperliche Aktivität erhöhen auch den Grundumsatz.*

Aus diesen Formeln geht hervor, dass der Grundumsatz mit dem Körpergewicht ansteigt. Größere oder schwere Menschen haben also einen höheren Grundumsatz als kleinere oder dünnere Personen. Wenn Sie abgenommen haben, sinkt Ihr Grundumsatz und das Anheben mit oben genannten Möglichkeiten ist wichtig.

Bei der Berechnung des Grundumsatzes mit dieser Formel werden individuelle Unterschiede, durch Erbfaktoren, wie wir sie für die Aktivität des Sympathikus oder der Schilddrüse kennengelernt haben, nicht berücksichtigt. Die individuelle Bestimmung des Grundumsatzes ist mit einem Respirometer möglich, bei dem die Sauerstoffaufnahme des Körpers gemessen wird. Mit dieser Methode lässt sich allerdings nicht die Wärmeproduktion erfassen, die entsprechend der genetischen Veranlagung zwischen 5 und 15% des Grundumsatzes ausmacht. Auch diese Größe ist messbar, nämlich in einer sogenannten kalorischen Kammer. Das ist aber eine sehr aufwendige und belastende Untersuchung, deshalb wird sie nur für wissenschaftliche Versuchszwecke angewendet.

Die Bestimmung des Grundumsatzes scheint wenig sinnvoll, da aus Körpergewicht und Nahrungszufuhr der Kalorienbedarf ermittelt werden kann. Immerhin ist es erstaunlich, dass unser Körper $2/3$ der Nahrungsenergie durchschnittlich für den Grundumsatz aufwendet. Der Grundumsatz liegt bei etwa 1500–1800 kcal pro Tag, während für den Arbeitsumsatz bei leichter körperlicher Tätigkeit nicht mehr als 500–700 kcal anfallen. Eine Steigerung des Grundumsatzes mit den genannten Maßnahmen ist also in jedem Falle bei einer Gewichtsreduktion sinnvoll.

## *Arbeitsumsatz*

**D**er Arbeitsumsatz hängt von der körperlichen Tätigkeit ab. Marathonläufer und Radrennfahrer haben einen Energieverbrauch von 10000 kcal pro Tag, während Büroarbeiter nicht mehr als 500 kcal pro Tag durch ihre Tätigkeit verbrauchen. Eine Tätigkeit, die zu einer messbaren Steigerung des Arbeitsumsatzes führt, ist leicht erkennbar: sie geht mit einer Anhebung des Pulsschlags um mindestens 30 Schläge pro Minute einher. Wenn Sie also Morgengymnastik oder tagsüber isometrische Übungen machen, können Sie die Wirksamkeit dieser Maßnahmen auf Ihren Arbeitsumsatz leicht feststellen: Sie messen einfach Ihren Puls.

# Körperliche
# Aktivität und Gewichtsabnahme

**Z**war verbraucht körperliche Aktivität wenig Energie, der Grundumsatz wird jedoch für einen längeren Zeitraum angehoben. Dadurch kommt es bei länger dauernder und regelmäßig ausgeführter körperlicher Aktivität zu einer Gewichtsabnahme. Entscheidend sind dabei länger dauernd und regelmäßig. Wenn Sie sich also vornehmen, jede Woche einmal zum Schwimmen zu gehen, so ist dies zwar regelmäßig, jedoch nicht länger dauernd. Meist kommt etwas dazwischen und die Tätigkeit wird eingestellt. Besser ist es, wenn Sie sich etwas aussuchen, das Sie täglich ohne Zeitverlust durchführen können. Zum Beispiel:

◈ Ich benutze den Fahrstuhl nicht mehr und gehe dafür zu Fuß (Zeitverlust pro Tag 0 bis 10 Minuten).

◈ Ich steige eine Station vor meiner Arbeitsstelle aus der U-Bahn und gehe eine Station zu Fuß (Zeitaufwand 15 Minuten).

◈ Ich suche mir beim Supermarkt immer den am weitesten entfernten Parkplatz (Zeitaufwand 5 Minuten).

◈ Ich mache regelmäßig isometrische Übungen.

## Isometrische Übungen

**W**enn Sie den oben angegebenen geringen Zeitaufwand nicht aufbringen können, so habe ich für Sie eine Möglichkeit, Ihren Grundumsatz zu steigern, der überhaupt keine Zeit kostet: isometrische Übungen. Sie können diese Übungen zu Hause, am Arbeitsplatz, in der U-Bahn, kurz gesagt, bei jeder Gelegenheit durchführen. Isometrische Übungen werden für jeweils 10 Sekunden durchgeführt. Wichtig ist die dreimalige Wiederholung binnen drei Minuten und die regelmäßige Wiederholung etwa alle zwei Stunden. Zählen Sie also langsam von 20 bis 30, während Sie die auf den folgenden Seiten vorgestellten Anspannungsübungen durchführen.

Tabelle 17 zeigt Ihnen den Energieverbrauch bei verschiedenen körperlichen Tätigkeiten. Diese Werte machen klar, dass man durch gelegentliche körperliche Aktivität nicht abnehmen kann. Um ein Kilogramm Fett zu verbrennen, müssen Sie 6000 Kalorien verbrauchen (=235,3 Stunden spazieren gehen).

Körperliche Aktivität oder Sport haben weitere wichtige Aufgaben in Ihrem Gesundheitsprogramm. Herz und Lungen werden gestärkt, für die Muskeln bedeutet die körperliche Aktivität einen Anreiz zum Aufbau. Insgesamt verbessert die körperliche Aktivität Ihr Leistungsvermögen sowohl in körperlicher wie auch in geistiger Hinsicht. Die Durchblutung wird gefördert, die Haut bekommt eine frischere Farbe und wird straffer. Deshalb sind Bewegung und Sport ein sehr wichtiger Teil der KFZ-Diät.

*Lehnen Sie sich am
Computer soweit vor,
bis Sie Ihr Gesäß 5 cm
vom Stuhl heben
können. In dieser
Stellung beginnen
Sie zu zählen.*

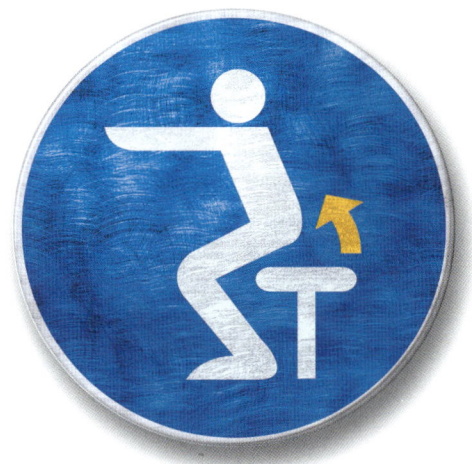

*Pressen Sie die vor der
Brust gefalteten Hän-
de fest aufeinander.*

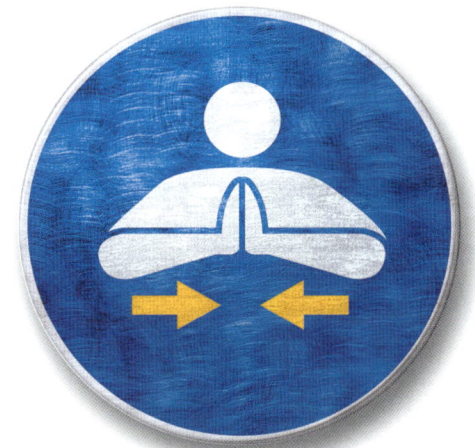

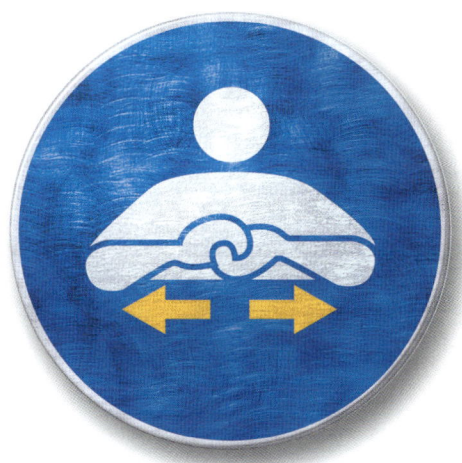

*Ziehen Sie die in-
einander gehakten
Hände mit aller Kraft
auseinander – ohne
loszulassen.*

*Pressen Sie Ihren
Rücken mit aller Kraft
gegen die Stuhllehne.*

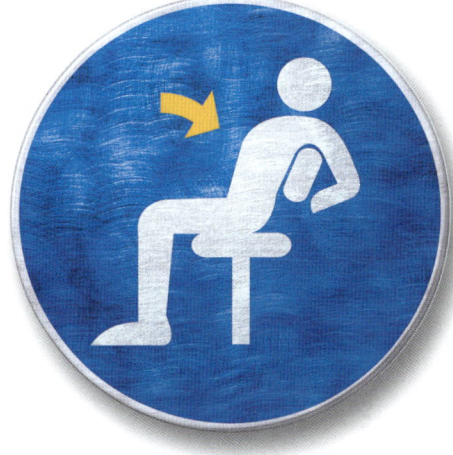

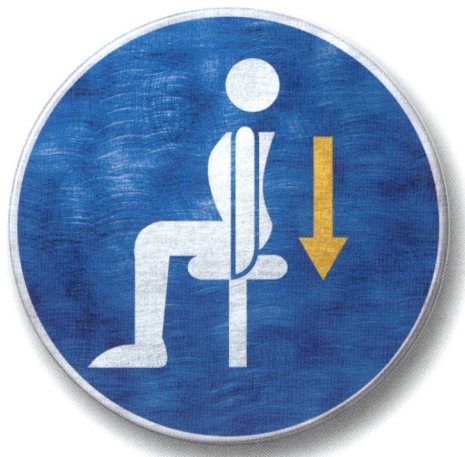

*Halten Sie sich an der
Sitzfläche Ihres Stuhles
fest und versuchen
Sie sich in den Stuhl
hineinzuziehen.
Machen Sie dabei ein
Hohlkreuz.*

*Stemmen Sie sich mit beiden Armen aus dem Stuhl.*

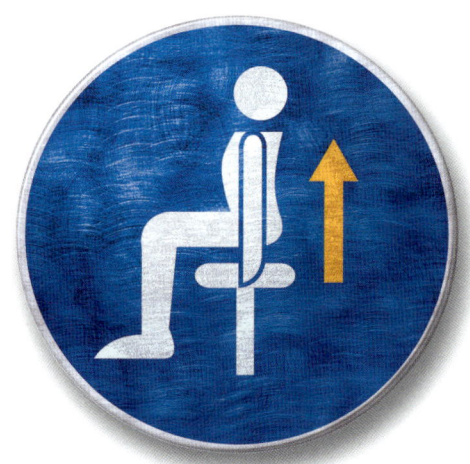

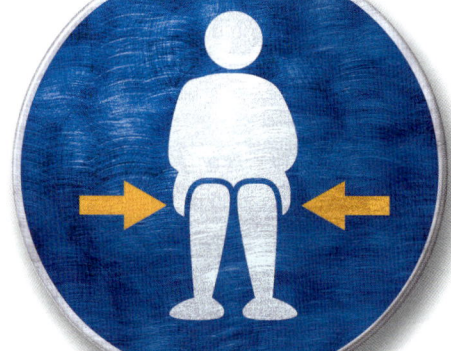

*Pressen Sie beide Knie fest aneinander.*

*Halten Sie mit beiden Händen Ihre Knie, die Sie zu spreizen versuchen, fest zusammen.*

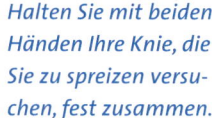

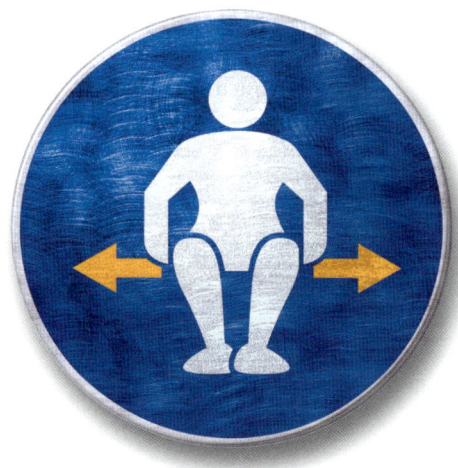

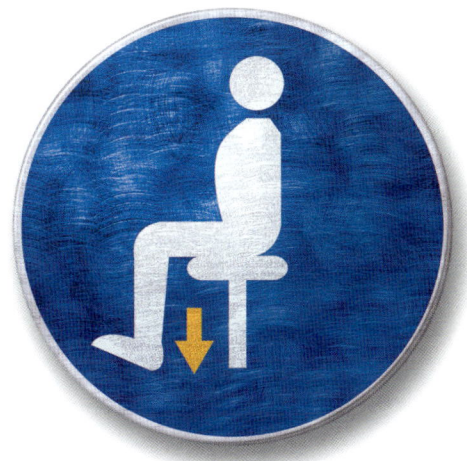

*Versuchen Sie Ihre
Fersen kräftig in den
Boden zu drücken.*

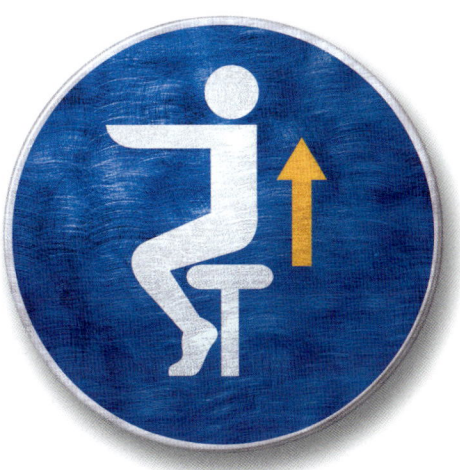

*Stellen Sie Ihre Zehen-
spitzen unter den Stuhl
und versuchen Sie mit
geradem Oberkörper
aufzustehen.*

*Suchen Sie sich drei bis vier dieser Übungen aus und machen Sie diese Übungen mehrmals täglich.
Der Zeitaufwand ist minimal, der Erfolg wird sie erstaunen.*

| Art der Tätigkeit (30 Minuten) | Kalorien | Art der Tätigkeit (30 Minuten) | Kalorien |
|---|---|---|---|
| langsam gehen, 2 km/h | 51 | Tischtennis spielen | 165 |
| Rad fahren, 10 km/h | 84 | Paddeln, 126 m/min. | 204 |
| schnell gehen, 5 km/h | 94 | Tanzen, Rumba | 210 |
| Gymnastik treiben | 150 | Skilanglauf, 4 km/h | 240 |
| Golf spielen | 155 | Schnee schaufeln | 250 |
| Tanzen, Foxtrott | 156 | Brustschwimmen, 50 m/min. | 340 |
| ¼ l Bier entspricht 5 km Fußmarsch | | | |

Tabelle 17:
Körperliche Aktivität hebt den Grundumsatz an und fördert den Aufbau von Muskeln. Meist wird aber der Verbrauch an Kalorien durch körperliche Bewegung überschätzt.

Sport steigert vor allem den Grundumsatz, wenn Muskeln aufgebaut werden (erhöhter Energiebedarf). Muskeln haben einen intensiveren Stoffwechsel als Fettgewebe. Dies ist beim Abnehmen besonders wichtig, da der Grundumsatz mit abnehmendem Körpergewicht sinkt (siehe Seite 65) und Sie durch den Muskelaufbau gegensteuern können.

Bevor Sie mit dem Sport beginnen, lassen Sie sich von einem Sportmediziner beraten. Wenn Sie Ihren Stoffwechsel durch Sport überlasten, kann das schlimme Folgen haben. Nur richtig dosiertes Training in Intervallen baut Muskelmasse auf. Dabei darf die Trainingsintensität nicht zu hoch sein, sonst kommt es zur Übersäuerung des Körpers und Muskeln werden abgebaut. Wenn Sie am nächsten Tag Muskelkater spüren, war das Training zu intensiv und Ihre Leistungsfähigkeit wurde dadurch nicht verbessert.

*Man unterscheidet beim Training die maximale und die optimale Pulsfrequenz (Pulszahl pro Minute).*

Die maximale Pulsfrequenz darf dabei nicht überschritten werden, für sie gilt als Faustregel:

Für Frauen nicht mehr als 226 abzüglich Lebensalter.
Für eine 50-jährige Frau sind dies 176 Pulsschläge pro Minute.
Für den Mann gilt 220 abzüglich Lebensalter.

Ihr Training sollte möglichst mit optimaler Pulsfrequenz stattfinden (entspricht 60% der maximalen Pulsfrequenz; in unserem Beispiel sind dies 106 Schläge/Minute). Es gibt im Handel preiswerte Pulszähler. In jedem Fall sollten Sie sich vor jedem Trainingsbeginn aufwärmen und niemals aus der Ruhe mit dem Training beginnen.

# Die Ursachen
## des Übergewichts

**S**eit den Nachkriegsjahren hat die Zahl der Übergewichtigen in Deutschland erheblich zugenommen. Ihr Anteil ist von 5% im Jahre 1950 auf 75% bei Männern und 59% bei Frauen im Jahre 2007 angestiegen. Besonders beunruhigend ist die Verdoppelung des Übergewichts bei Jugendlichen und Kindern.

Die Übergewichtigen erzählen den Ärzten, dass sie an ihrem Übergewicht keinesfalls die Schuld tragen. Vielmehr sei es die Veranlagung, sie fühlen sich als gute Futterverwerter, die Eltern und andere Familienmitglieder sind ebenfalls übergewichtig, sie haben einen starken Knochenbau und viele Muskeln oder bei ihnen liegt eine schlechte Funktion der Drüsen vor. Zudem haben sie dauernd Stress und Ärger, häufig müssen sie in der Kantine essen und können sich ihre Nahrung nicht aussuchen und viele der Patienten behaupten, dass ihr Körper einfach Süßes braucht. Die Ärzte sind der Meinung, dass ihre Ratschläge von den Übergewichtigen einfach nicht befolgt werden, und dass deshalb die Gewichtsabnahme nicht erzielt oder gehalten werden kann. Es ist also nicht so einfach, deshalb wollen wir uns das Problem ein wenig genauer ansehen.

Lange wurden die Hinweise der Patienten auf die übergewichtigen Eltern und Geschwister von den Ärzten nicht akzeptiert. Schließlich sollte jeder Mensch frei entscheiden können, wie viel er isst. Die Forschung der letzten Jahre hat aber gezeigt, dass die Vererbung bei der Entwicklung des Übergewichtes eine wesentliche Rolle spielt. Erblich wird nicht nur das Gleichgewicht der Hormone festgelegt, sondern auch der Körperbau, die Fettbildung, die Wärmeproduktion und die willkürliche und unwillkürliche Körperaktivität. Besonders die Wärmeproduktion ist ein wesentlicher Faktor für die Entstehung des Übergewichtes. Wir wissen heute, dass zahlreiche Menschen schlank bleiben, weil sie überschüssig zugeführte Energie einfach in Wärme umwandeln, während bei den Übergewichtigen diese Möglichkeit der Energieverwertung eingeschränkt ist. Sie lagern die zugeführte Energie als Vorrat in den Fettdepots ab.

Die zunehmende Häufigkeit der Übergewichtigen in Deutschland ist wegen der hohen Folgekosten für das Gesundheitswesen ein wirtschaftliches Problem. Wegen der offensichtlich schlechten Behandlungserfolge aber ein vielversprechendes Feld für Hersteller fettreduzierter Produkte. »Schlank werden und viel essen«, der Traum des Schlemmers wäre Wirklichkeit, wenn die Schlemmerei nicht dick machen würde. Die Lebensmittel- und Pharmaindustrie versorgt uns mit fettreduzierten Produkten auf Kohlenhydrat- oder Eiweißbasis. Es gibt Mittel zum Schlankwerden, für die im Jahr mehr als 10 Millionen € ausgegeben werden. Trotzdem hat die Zahl der Übergewichtigen nicht ab-, sondern zugenommen.

Um das Gewicht zu halten – oder zum Abnehmen – sind komplexe (gute) Kohlenhydrate sehr geeignet, wie z. B. Brot, Kartoffel, Reis oder Vollkornprodukte. Allerdings werden diese Kohlenhydrate in unserer Gesellschaft meist nicht alleine verzehrt. Zum Brot gehört auch die Butter und die Wurst. Die Butter auf zwei Broten pro Tag führt über das Jahr gerechnet zu einer Steigerung des Körpergewichtes um 12 kg. Wird das Butterbrot zusätzlich mit Wurst belegt, so steigt das Körpergewicht um 18 kg pro Jahr. Es sind also die vielen kleinen Sünden, die auf Dauer dick machen.

Besonders häufig sind die versteckten Fette (Tabelle 3) die Auslöser des Übergewichts. Versteckte Fette sieht man nicht. Wer kann es einer Tafel Schokolade ansehen, wie viel Fett sich darin verbirgt? Ich kann es Ihnen verraten: Je niedriger der Kakaoanteil ist, desto mehr Fett ist darin enthalten. Der Kakaoanteil ist auf der Packung angegeben. Bei den billigen Schokoladen beträgt er nur 20–30%, der Rest ist Zucker und Fett. Teurere Schokoladen haben einen Kakaoanteil von 80–90% und entsprechend weniger Fett. Wenn sie also unbedingt etwas Schokolade essen müssen, gönnen sie sich eine teure Schokolade. Versteckte Fette lauern aber auch in Kuchen, Keksen und Torten, Mayonnaisen, vollfetten Milchprodukten, Käse und Schlagrahm. Der Verzehr versteckter Fette ist maßgeblich für die Steigerung des Fettkonsums verantwortlich. Diese Produkte werden geschätzt, weil sie gut schmecken und ein großes Angebot vorliegt. Die Industrie bietet große Mengen dieser Produkte an, die zudem noch billig sind und sich als »Sonderangebote« großer Beliebtheit erfreuen. Damit werden breite Bevölkerungsschichten an den Verzehr versteckter Fette gewöhnt und sogar dazu verführt und ermuntert. Dazu kommt noch die leichte Zubereitung: Ein fettes Steak ist rasch in der Pfanne angebraten, zum Verzehr bereit und es hat einen hohen Genusswert. Werden mit diesen fetthaltigen Produkten auch große Mengen an Zucker zugeführt (Schokolade, Kuchen, Kekse), so steigt der Blutzucker an und es kommt wieder zu den fatalen Folgen der Insulinausschüttung. Dessen Gegenregulation führt zur Unterzuckerung und damit zur Auslösung erneuten Hungergefühls. Das gegessene Fett sitzt fest auf Ihren Hüften.

# Warum es so viele Abmagerungsdiäten gibt

ie zahllosen Abmagerungsdiäten lassen sich in drei große Gruppen unterteilen, die den Hauptnährstoffen entsprechen.

Es gibt
- kohlenhydratreiche
- fettreiche
- eiweißreiche Diäten zur Gewichtsabnahme.

Dies bedeutet, dass einer der drei Hauptnährstoffe in der Kost besonders reichlich vorkommt, während die anderen in geringerer Menge, manchmal auch zu wenig enthalten sind. Mit den Kohlenhydraten werden die wasserlöslichen Vitamine (Vitamine B und C) zugeführt, die Fette sind die Träger der fettlöslichen Vitamine (Provitamin A, die Vitamine D, E und K). Daneben ist die Zufuhr von Salzen und Spurenelementen ebenfalls von der richtigen Menge an Fett und Kohlenhydraten abhängig. Eine Diät, die einen der Hauptnährstoffe betont und die anderen zu wenig zuführt, kann niemals Vitamine, Salze und Spurenelemente in der richtigen Menge enthalten. Die Folge ist eine Fehl- oder Mangelernährung, wenn eine dieser Diäten über längere Zeit eingehalten wird. Die Zahl dieser einseitigen Diäten auf Kohlenhydrat- oder Fettbasis ist unübersehbar.

Eiweiß, der dritte Hauptnährstoff in unserer Kost, wird in den letzten Jahren wegen des guten Sättigungseffektes zur Gewichtsabnahme empfohlen. Die eiweißbetonten Abmagerungsdiäten werden in der Regel gut vertragen, sind aber teuer und meist wenig attraktiv. Ein weiterer Nachteil des vielen Eiweißes ist die Belastung der Nieren, was besonders bei einer Blutzuckererhöhung gefährlich ist.

Alle Arten der Abmagerungsdiäten verzeichnen Erfolge. Ein Risiko ist der mögliche Nährstoffmangel, der durch eine einseitige Ernährung droht.

Mit der KFZ-Diät werden Kohlenhydrate, Fette und Eiweiß in einem optimalen Verhältnis zugeführt, eine Mangel- oder Fehlernährung ist ausgeschlossen, alle Vitamine und Spurenelemente sind enthalten. Damit eignet sich die KFZ-Diät für die langfristige Anwendung.

Das Problem aller Abmagerungsdiäten ist der Langzeiteffekt. Tatsächlich hat sich gezeigt, dass Menschen mit mäßigem Übergewicht länger leben als die Diätfanatiker, die alle Jahre eine »Frühjahrskur« machen unddann wieder ihr altes Übergewicht erreichen. Dieser Jo-Jo-Effekt ist sehr wahrscheinlich, wenn nach der »Kur« die alten Essgewohnheiten wieder aufgenommen werden. Das Problem bekommen Sie in den Griff, wenn Sie sich für die KFZ-Diät entscheiden. Sobald Sie feststellen, dass Ihr Körpergewicht zu steigen beginnt, können sie immer wieder zur KFZ-Diät zurückkehren, ohne Schaden für Ihre Gesundheit befürchten zu müssen. Sie können die KFZ-Diät auch ohne weiteres zu Ihrer täglichen Kost machen.

## Was ist mit Crash- und Formuladiäten

**A**llen Abmagerungsdiäten gemeinsam, auch den am Markt als Fertigprodukte angebotenen Formuladiäten, ist ein niedriger Energie- und Mineralstoffgehalt. Hieraus resultiert, dass bei den Crash-Diäten die Belastung für den Körper groß ist, da er seine eigenen Vorräte abbauen muss, um den Bedarf an Energie, aber auch an Vitaminen, Salzen und Spurenelementen zu decken. Beim Hungern verbraucht der Körper zuerst seine Vorräte an Zucker, dann erst werden die Fettpolster vermindert. Erhält der Körper über längere Zeit wenig Energie, so beginnt er seinen Energiebedarf zu vermindern. Der Stoffwechsel läuft auf Sparflamme, der Energiebedarf wird um bis zu 50% gesenkt. Wird nach der Gewichtsabnahme wieder eine normale Kost eingehalten, so liegt deren Energiegehalt weit über dem »Hungerstoffwechsel«. Der Körper bleibt noch eine ganze Weile auf die Hungersituation eingestellt. Er konnte ja nicht wissen, dass Sie nur vorhatten, Ihr Gewicht zu vermindern. Vielmehr war er der Meinung, dass jetzt wieder die Hungersnot der Kriegsjahre bevorsteht und deshalb hat er seinen Energiebedarf in der Hungerperiode erheblich gedrosselt, um das Überleben mit den zur Verfügung stehenden Reserven möglichst lange zu gewährleisten. Dies ist ein natürlicher Vorgang, der sich in der Entwicklung der Menschheit seit Jahrhunderten bewährt hat. Die Personen mit dem geringsten Energiebedarf konnten Hungerzeiten am längsten überleben und haben diese auch überlebt. Einer ihrer Urgroßväter war bestimmt ein hervorragender Hungerkünstler. Die überlebenden Hungerkünstler konnten ihre Gene auch weiter vererben, deshalb ist ein Großteil der heute lebenden Nachfahren übergewichtig.

Crash-Diäten bewirken besonders häufig den unerwünschten Jo-Jo-Effekt, der allen Abmagerungsdiäten, die eine rasante Gewichtsabnahme versprechen, gemeinsam ist. Mit der KFZ-Diät ist kein Rekordverlust an Körpergewicht in kurzer Zeit zu erzielen, die Langzeiterfolge sind dagegen deutlich besser als bei Crash-Diäten.

## Was unterscheidet die KFZ-Diät von anderen Diäten zur Gewichtsreduktion?

**D**ie KFZ-Diät ist dadurch gekennzeichnet, dass Kohlenhydrat- und Fettmahlzeiten sich abwechseln, dass aber Fette nicht zusammen mit Kohlenhydraten zugeführt werden. Bei dieser Kostform werden täglich zwei Kohlenhydratmahlzeiten und eine Fettmahlzeit eingehalten. Dadurch erreicht man ein ausgewogenes Verhältnis zwischen den einzelnen Nährstoffen. Die Deutsche Gesellschaft für Ernährung empfiehlt einen Fettanteil in der Nahrung von unter 30% der aufgenommenen Energie. Da nur mit der abendlichen Fettmahlzeit Fett zugeführt wird, liegt der Fettanteil in der Tagesration unter 30%. Die Eiweißzufuhr wird durch diese Nahrungsverteilung ebenfalls optimal gestaltet. Pflanzliche Nahrung enthält weniger Eiweiß als tierische Nahrung, durch die Zufuhr von zwei Kohlenhydratmahlzeiten wird dies ausgeglichen. Die Fettmahlzeit liefert die andere Hälfte des zugeführten Eiweiß aus tierischen Quellen. Über den Tag gesehen erreicht man hierdurch die optimale Eiweißzufuhr. Durch die Zwischenmahlzeit wird ein Absinken des Blutzuckerspiegels verhindert und ein zwischenzeitliches Hungergefühl vermieden. Der Grundumsatz sinkt nicht auf das Niveau im Hungerzustand ab.

Diese Besonderheiten des Stoffwechsels wurden bisher bei keiner Diät zur Gewichtsreduktion berücksichtigt. Deshalb vermeiden Sie mit der KFZ-Diät die immer wieder beschriebenen Probleme der Abmagerungsdiäten. Da Sie die KFZ-Diät ohne Probleme langfristig durchführen können, wird auch der mit allen anderen Abmagerungsdiäten verbundene Jo-Jo-Effekt ausbleiben.

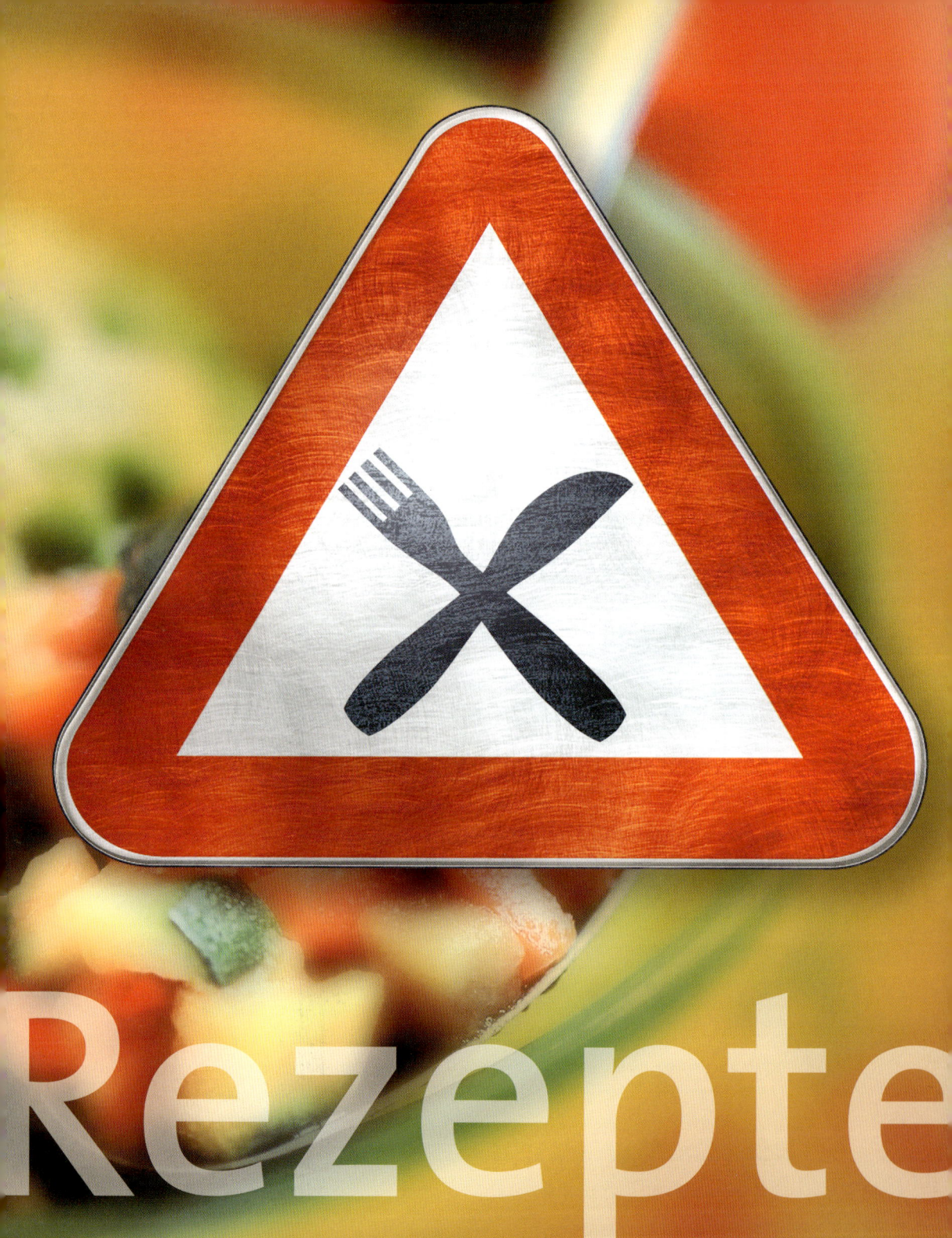

Rezepte

# Frühstück

# Zwischenmahlzeiten

## *Zwischenmahlzeiten (neutral)*

---

Erläuterung zur Farbcodierung: Zur besseren Übersicht der Fett- bzw. Kohlenhydratthemen bedient sich dieses Buch der Hilfe eines Farbleitsystems. Grün eingefärbte Flächen stehen für kohlenhydratbezogene Themen, gelb eingefärbte für den Bereich Fett. Im Rezeptteil ordnet die Farbe orange das Thema dem Bereich Zwischenmahlzeiten zu. Ausnahme sind die Farbflächen der Seitenzahlen links und rechts. Sie sind ebenso neutral wie die Farben blau und grau.

# Frischkost und Salate

# Suppen und Eintöpfe

# Hauptgerichte mit...

## ...Geflügel und Fleisch

# Desserts

# Frühstück
## – der Tag beginnt mit einer Kohlenhydratmahlzeit

## Schrotmüesli mit Obst
### für 1 Portion

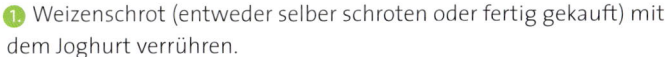

1. Weizenschrot (entweder selber schroten oder fertig gekauft) mit dem Joghurt verrühren.
2. Obst nach Wahl zerkleinern: Apfel waschen, mit Schale grob raffeln; Erdbeeren waschen und halbieren; Heidelbeeren kalt überbrausen oder Banane schälen und in Scheiben schneiden. Unter das Müesli mischen.
3. Die Flocken ohne Fett in einer beschichteten Pfanne anrösten, über das Müesli streuen.

2 EL Weizenschrot, über Nacht einge-weicht*
1 Becher Magermilch-joghurt (0,3 % Fett)
Obst nach Saison:
1 kleiner Apfel
oder 5-6 Erdbeeren
oder 50 g Heidelbeeren
oder 1 kleine Banane
1 TL 5-Korn-Flocken

*Weizenschrot mindes-tens 12 Stunden in Wasser einweichen.

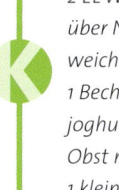

83

## Hirseflocken-Müesli
### für 1 Portion

1. Magerjoghurt verrühren; Kiwi schälen, in halbe Scheiben schneiden, unter das Joghurt mengen.
2. Weizenkleie und Hirseflocken unterheben und sofort verzehren.

1 Becher Magermilch-joghurt (0,3 % Fett)
1 grüne oder gelbe Kiwi
2 TL Weizenkleie
2 EL Hirseflocken

Tipps:
Kiwi werden, wenn sie länger mit Milchpro-dukten vermischt ste-hen, bitter. Hirseflocken verlieren schnell ihre Konsistenz – sie lösen sich schnell auf.

# Fertigmüesli mit Kefir
## *für 1 Portion*

4 EL Fertigmüesli*,
z. B. Bircher-Müesli
über Nacht in
2 EL Buttermilch oder
Wasser eingeweicht
150 g Kefir, entrahmt
(0,1% Fett)
1 Pfirsich oder
1 Nektarine
einige Minzeblättchen

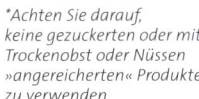

❶ Fertigmüesli einweichen und im Kühlschrank aufbewahren.
❷ Kefir verquirlen, Fertigmüesli unterrühren.
❸ Pfirsich oder Nektarine waschen, in schmale Spalten schneiden, unter den Kefir heben. Mit Minzeblättchen garnieren.

*Achten Sie darauf,
keine gezuckerten oder mit
Trockenobst oder Nüssen
»angereicherten« Produkte
zu verwenden.*

# Obstsalat mit frischen Sprossen
## *für 1 Portion*

Frisches Obst nach
Jahreszeit, z. B.:
½ Apfel oder
1 kleine Birne,
dazu einige Erdbeeren
oder Johannisbeeren
1 Kiwi
evtl. 1 kleine Karambole
(Sternfrucht) oder
½ Papaya
1–2 TL Zitronensaft
50 g frische Sprossen

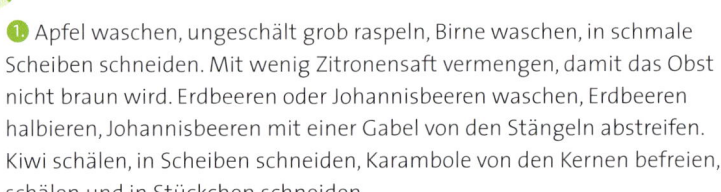

❶ Apfel waschen, ungeschält grob raspeln, Birne waschen, in schmale Scheiben schneiden. Mit wenig Zitronensaft vermengen, damit das Obst nicht braun wird. Erdbeeren oder Johannisbeeren waschen, Erdbeeren halbieren, Johannisbeeren mit einer Gabel von den Stängeln abstreifen. Kiwi schälen, in Scheiben schneiden, Karambole von den Kernen befreien, schälen und in Stückchen schneiden.
❷ Das Obst locker miteinander mischen. Die kurz in kochendem Wasser blanchierten, dann in kaltem Wasser abgeschreckten Sprossen über das Obst streuen.

*Tipp:
Mungbohnensprossen
sind besser bekömm-
lich, wenn sie kurz
blanchiert werden.*

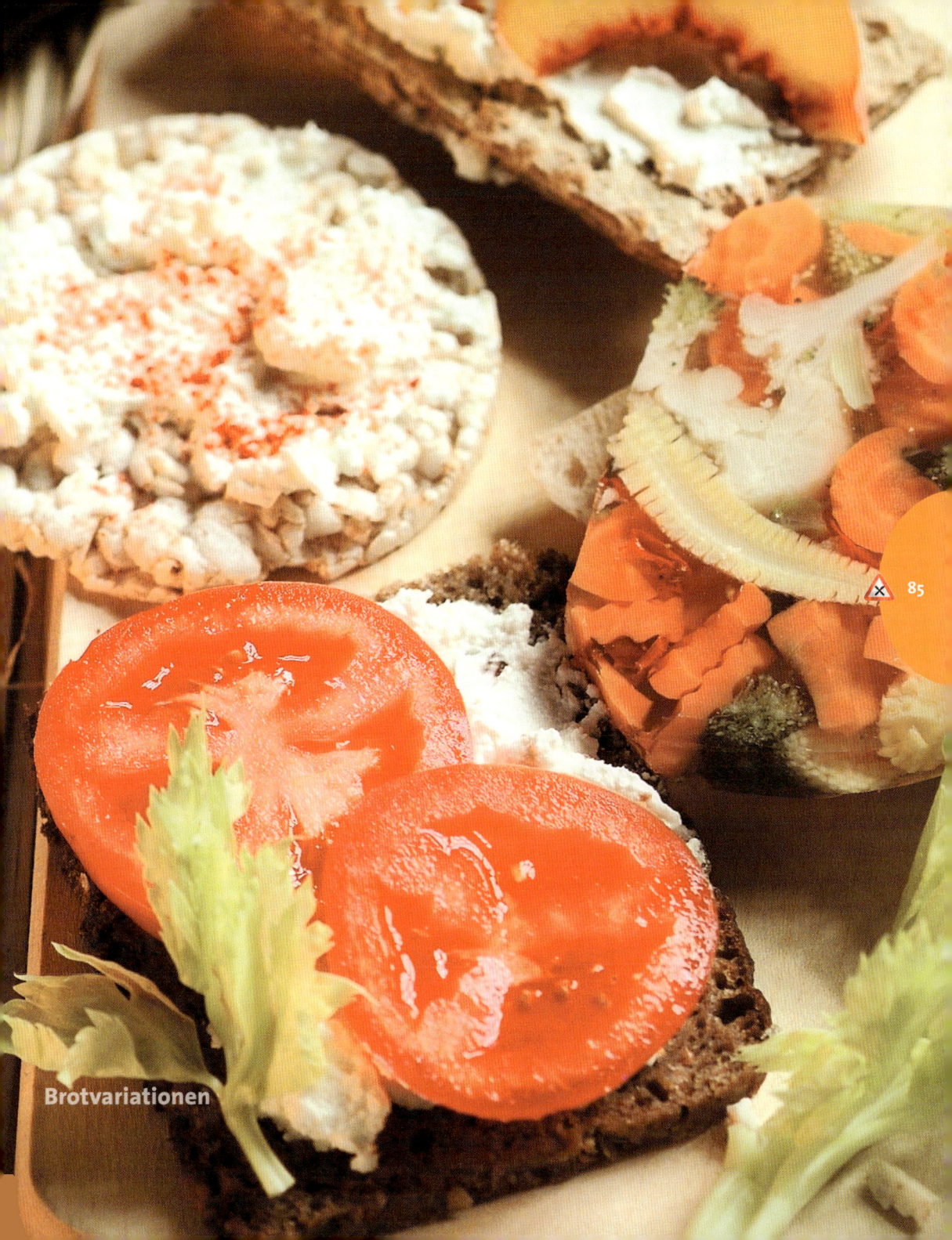

Brotvariationen

# Pikanter Quarkaufstrich
## für 2 Portionen

*6 EL Magerquark*
*(0,3% Fett)*
*etwas Mineralwasser*
*zum Verrühren*
*je 1 EL gehackte*
*Kräuter: Petersilie,*
*Schnittlauch, Dill oder*
*Kerbel, Koriander,*
*Zitronenmelisse*
*je 1 Prise Salz*
*und Pfeffer*
*nach Belieben:*
*1 Prise Cayennepfeffer*

**①** Quark mit Mineralwasser glatt rühren, die gehackten Kräuter – je nach Angebot abwechseln – unterheben, würzen und zu Brot oder Vollkornbrötchen essen.

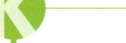

Variationen:

● 2 EL kleine Paprikawürfel – grün, rot und gelb
● je 1 Prise Kümmel und Kreuzkümmel
● 3 halbierte Kirschtomaten und einige Basilikumblättchen
● 6 cm Salatgurke, grob geraspelt, je 1 Prise Salz und Pfeffer sowie 1 EL Dillspitzen
● 1 gehackte Schalotte und 1 EL Kresse
● 1 Prise Curry, ¼ Banane, zerdrückt und 1 EL Kokosflocken, ohne Fett angeröstet
unter den Quark mischen.

86

# Brotvariationen

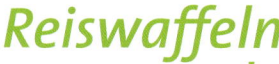

*Abbildung Seite 85*

● Mischbrot oder Vollkornbrot oder Vollkornbrötchen oder Vollkornknäcke
● mit verrührtem Magerquark und Obst- oder Gemüsebelag (z. B. Bananen- oder Tomatenscheiben, Pfirsichspalten, Aprikosenwürfel)
● mit verrührtem Magerquark und frischen Sprossen (z.B. Rettich- oder Alfalfasprossen)
● mit Gemüseaspikaufschnitt

# Reiswaffeln

● mit pikantem Quarkaufstrich

# Kohlenhydrat-
## Zwischenmahlzeiten

## Frisches Obst

● Magermilchjoghurt (0,3% Fett) mit zerkleinerten Früchten

● Vollkornbrötchen oder Brezel oder Kümmelbrötchen oder Knäckebrot (ohne Fettbelag)

● Buttermilch (0,5% Fett) verquirlt mit Fruchtmus: pürierte Beeren, pürierte Birne oder fein geriebene Karotte.

*z.B. 1 mittelgroßer Apfel oder 1 Birne*
*100 g Erdbeeren, Heidelbeeren oder Himbeeren*
*½ Papaya (Kerne entfernt, mit Zitronensaft beträufelt – zum Auslöffeln)*
*2 Nektarinen oder Pfirsiche*
*4 Aprikosen oder 2 Kiwis*
*1 Sharonfrucht oder 1 kleine Banane*

## Milchshake
### für 1 Portion

1. Buttermilch in einen Mixer geben.
2. Banane grob zerkleinern, zur Milch geben, würzen und ca. ½ Minute mixen.

*200 ml Buttermilch (0,5% Fett) oder Milch (0,3 % Fett)*
*1 kleine Banane*
*1 Spritzer Zitronensaft*
*nach Belieben:*
*1 Prise Zimt oder Naturvanille*

*Tipp:*
*Anstatt Buttermilch können Kefir (0,1% Fett) oder Magermilchjoghurt (0,3% Fett) verwendet werden.*

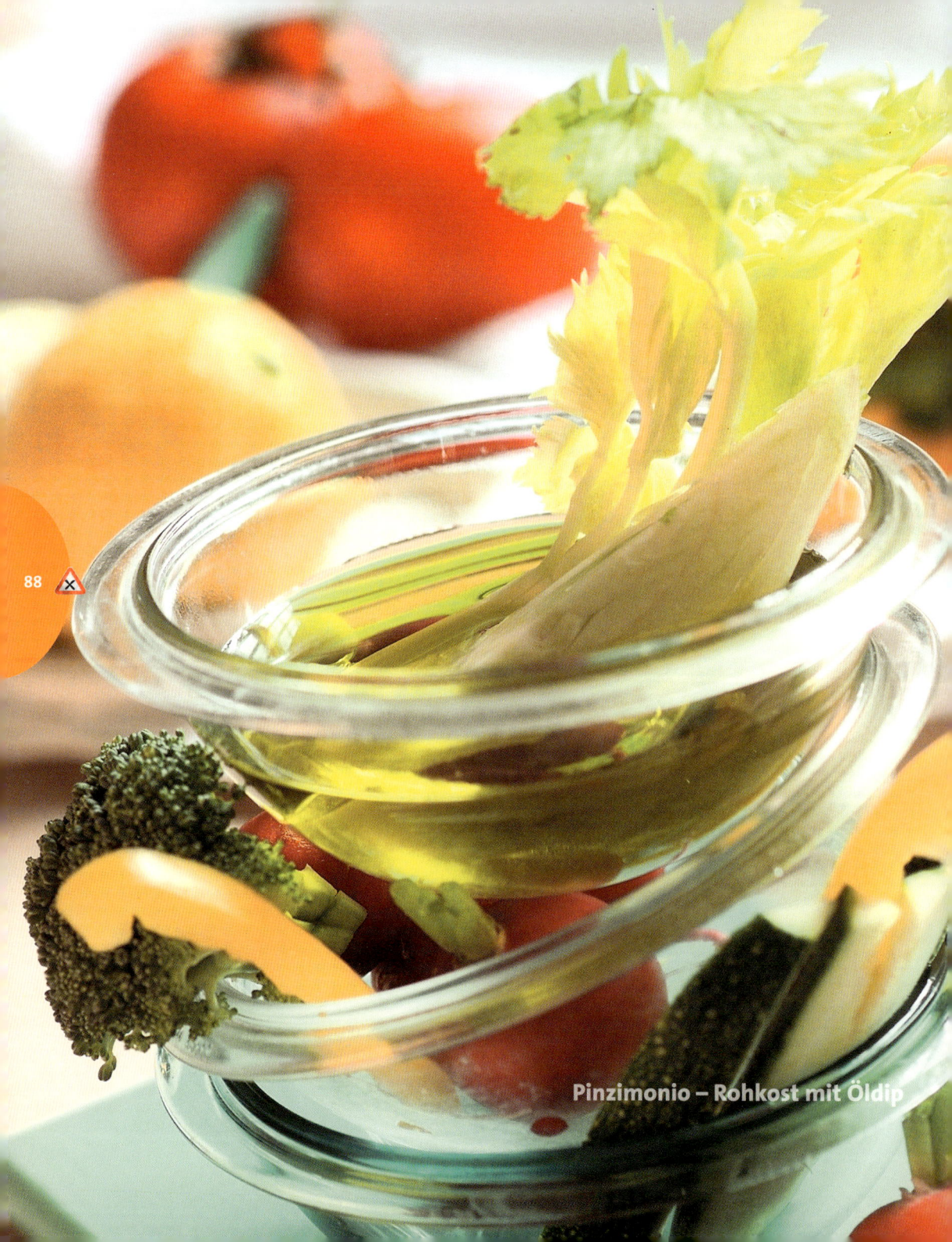

Pinzimonio – Rohkost mit Öldip

# Fett-
## Zwischenmahlzeiten

## Körniger Frischkäse mit Schinken
### für 1 Portion

**1.** Den Frischkäse mit Schnittlauch oder Zwiebeln vermischen auf einen Glasteller geben und mit Schinkenstreifen belegen.

Variationen:

- Blauschimmelkäse (z.B. Fineform bleue aus Frankreich mit 20% F.i.Tr. und Castelmagne aus Italien/Piemont mit 34% F.i.Tr.) in kleine Würfel schneiden, unter den Hüttenkäse heben
- Havarti (Dänischer Tilsiter, 30% F.i.Tr.) mit Kümmel oder Dill, in kleine Würfel schneiden, unter den Frischkäse mischen und mit Kümmel oder frischem Dill würzen. Nach Belieben auch eine Prise Rosenpaprikapulver zugeben.

*50 g körniger Frisch-*
*käse (Hüttenkäse)*
*1 TL fein geschnittener*
*Schnittlauch oder*
*Zwiebel*
*1 Scheibe gekochter*
*Schinken, in feine*
*Streifen geschnitten*

89

## Pinzimonio –
## Rohkost mit Öldip
### für 2 Portionen

**1.** Die verschiedenen Gemüsesorten waschen, in Stifte, Spalten oder Röschen schneiden und in einer kleinen Glasschüssel anrichten.
**2.** Salz und Pfeffer, einen Spritzer Zitronensaft mit dem Olivenöl verquirlen. Den Dip zu den Gemüsen stellen und die Stücke eintauchen.

*80 g Zucchini\**
*80 g Broccoliröschen*
*80 g Paprikaschote*
*1 Fleischtomate*
*(ca. 100 g)*
*1 kleine Fenchelknolle*
*(ca. 100 g) oder*
*1 Stange Stauden-*
*sellerie*
*Salz und Pfeffer,*
*frisch gemahlen*
*Zitronensaft*
*2 EL natives Olivenöl*
*extra*

*\*alle Gemüse müssen*
*»knackfrisch« sein!*

# Kohlrabi- oder Gurkentaler

*für 1 Portion*

*4 ca. 1 cm dicke Kohl-
rabi- oder Gurkenschei-
ben (frisches Gemüse
braucht nicht geschält
zu werden, waschen
genügt)
2 Scheiben Lachs-
oder Parmaschinken,
halbiert (20 g)
4 kleine Cocktailtoma-
ten (Cherrytomaten)*

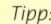 **1.** Die Kohlrabi- oder Gurkenscheiben mit Schinkenscheiben belegen. Mit Hilfe von Zahnstochern kleine Tomaten darauf stecken.

*Tipp:
Die Gemüsetaler in
ein Bett von Garten-
kresse oder auf Kopf-
salatblätter setzen.*

90 ⚠

# Neutrale
# Zwischenmahlzeiten

## Frisches Gemüse

● wie Karotten, Kohlrabi, Salatgurke, Radieschen, Rettiche, Tomaten, Paprikaschoten, kleine Zucchini

Die Gemüse, falls nötig, dünn abschälen, sonst nur waschen und mund-
gerecht zerkleinern, das heißt, in Streifen, Spalten oder Stücke schneiden
und sofort verzehren.
Evtl. mit etwas frisch gemahlenem Meersalz und Pfeffer bestreuen.

Oder einen Dip aus gehackten Tomaten, frischen gehackten Kräutern oder
1 kräftige Prise provenzalischen Kräutern, etwas Salz und 1 Prise Knob-
lauchpulver dazu stellen.

# Milchprodukte

*Magermilchjoghurt* (0,3% Fett)
*Buttermilch* (ohne Frucht, 0,5% Fett)
*Kefir* (ohne Frucht, 0,1% Fett)
*Magerquark* mit Zitronensaft und evtl. Süßstoff

# Getränke

*Gemüsesäfte* wie Karottensaft, Tomatensaft

# Scharfe Tomate
## 2 Portionen

1. Den Tomatensaft in einen Mixer oder ein Schüttelglas geben und mit allen anderen Zutaten gut vermischen.
2. In hohe Gläser füllen und an den Glasrand ein Stück Staudensellerie mit Grün stecken.

*½ l Tomatensaft*
*1 EL Zitronensaft*
*1 kräftige Prise Cayennepfeffer*
*2 Spritzer Worcestersauce*
*frisch gemahlener Pfeffer*
*2 Stücke Staudensellerie mit Grün*

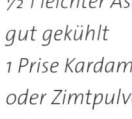

# Kalter Tee für heiße Tage
## 2 Portionen

1. Den Tee wie folgt zubereiten: 3 TL Asamtee zum kochenden Wasser geben, das Gewürz nach Wahl einrühren und den Tee zugedeckt 2-3 Minuten ziehen lassen, durch ein Sieb abgießen. Den Tee im Kühlschrank gut durchkühlen.
2. Vor dem Genuss die Milch zugeben, das Getränk auf zwei Gläser verteilen.

*½ l leichter Asamtee, gut gekühlt*
*1 Prise Kardamom- oder Zimtpulver*
*⅛ l Magermilch, gut gekühlt*

*Tipp:*
*Sollte der Tee nicht kalt genug sein, noch ein paar Eiswürfel zugeben.*

# Pikantes Joghurt-Getränk

## 2 Portionen

150 ml Magermilch-
joghurt (0,3 % Fett)
¼ grüne Chilischote,
entkernt
½ TL Kreuzkümmel-
pulver (nach Belieben)
¼ TL Salz
3 TL Minze- oder Kori-
anderblättchen, fein
geschnitten
350 ml kaltes Wasser
(ohne Kohlensäure)
Eiswürfel oder Crushed
Ice (gestoßenes Eis)
nach Belieben
2 Minze- oder
Korianderstängel
zum Garnieren

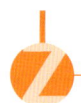

**1.** Joghurt mit allen Gewürzen in den Mixer geben und ca. ½ Minute verquirlen.

**2.** Wasser zugeben, noch etwa 1 Minute mixen, dann das Getränk im Kühlschrank gut durchkühlen.

**3.** Auf zwei Gläser verteilen, evtl. noch Eiswürfel zugeben und mit einem Minze- oder Korianderstängel garnieren.

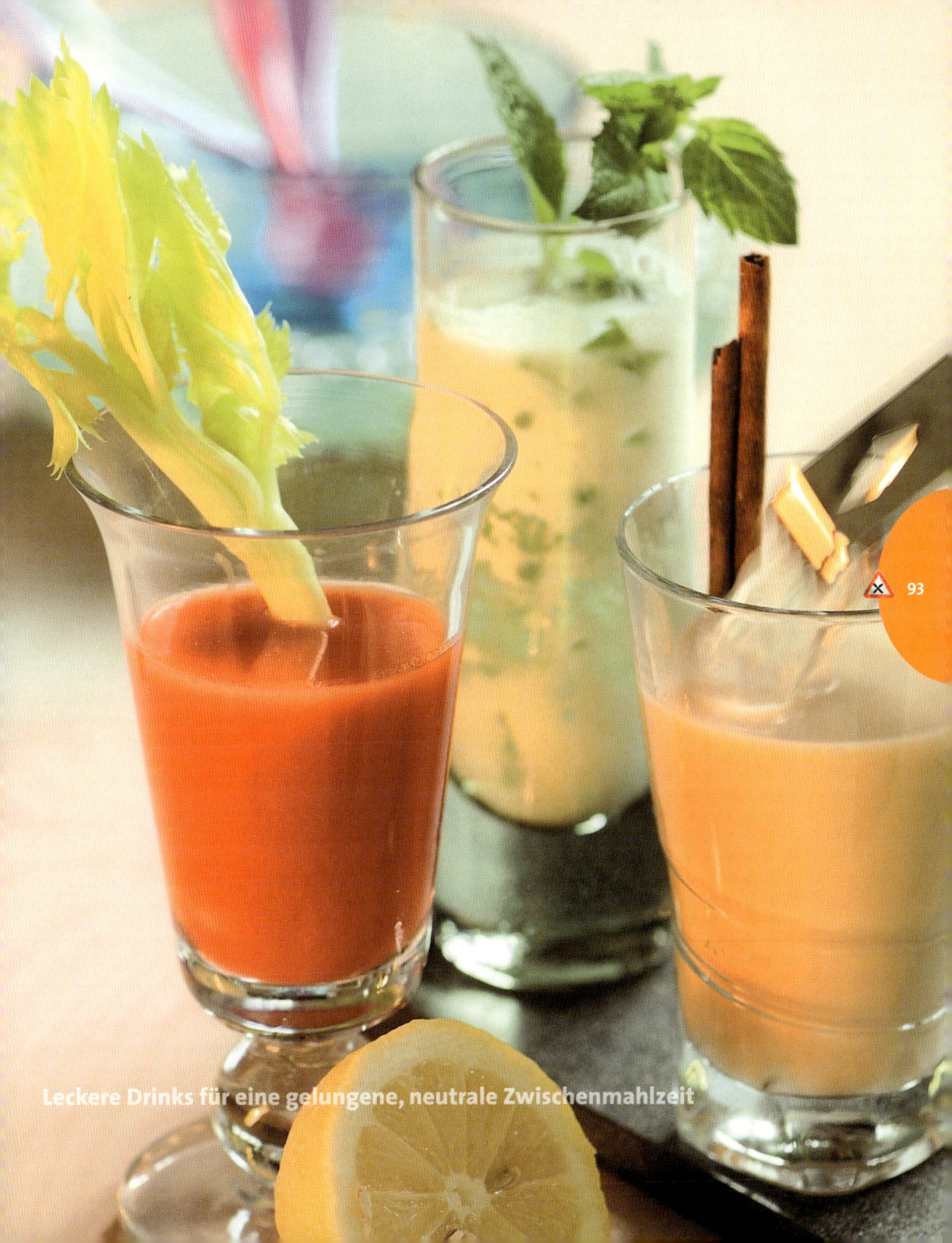

Leckere Drinks für eine gelungene, neutrale Zwischenmahlzeit

# Frischkost und Salate
## Vorschläge für Zusammenstellungen

● Kopfsalat, Römischer Salat und Endiviensalat
– Kombination mit Tomatenachteln, geraspeltem Rettich, gehackten Radieschen, Pilzscheiben und Paprikastreifen
● Karotten/Möhren
– Kombination mit Apfel*, geraspeltem Kohlrabi, Brunnenkresse, Knollensellerie, Ackersalat (Nüsslisalat)
● Salatgurke
– Kombination mit Gartenkresse, Tomaten, Zwiebeln, Paprikastreifen
● Rote Beete
– Kombination mit Apfel*, Meerrettich
● Weißkohl und Chicorée
– Kombination mit Apfel*, Mandarine*, Melone*
● Tomaten
– Kombination mit Salatgurke, gekochten grünen Bohnen, Paprikastreifen, Zwiebeln, gekochtem Blumenkohl und Broccoli, Mais*, Zucchini

*nur für Kohlenhydrat-Mahlzeit geeignet

Die Salatkombinationen können je nach Saison und Vorlieben zusammengestellt werden.
Pro Portion sollte man ca. 150 g Gemüse/Salat rechnen.
Die Salate können mit frischen Kräutern, Keimlingen, Rucolablättern und sogar mit frischen Blüten von Borretsch, Kapuzinerkresse u. a. bestreut werden.

# Salate
## für die Kohlenhydratmahlzeit

## Weizenkörner-Salat
### 2 Portionen

1. Die gut abgetropften Weizenkörner in eine Salatschüssel geben.
2. Tomate, Zwiebel, Essiggurke und Apfel in kleine Würfel, die Radieschen in Achtel schneiden. Mit dem fein geschnittenen Schnittlauch zu den Weizenkörnern geben und gut vermischen.
3. Die Salatsauce anrühren, über den Salat gießen und durchziehen lassen.

*Salatsauce:*
*100 g Kefir, entrahmt*
*(0,1 % Fett)*
*1 Knoblauchzehe*
*Saft von ½ Zitrone*
*Salz und frisch*
*gemahlener Pfeffer*
*evtl. ½ TL Senfpulver*

*80 g Weizenkörner,*
*über Nacht eingeweicht;*
*mit dem Einweich-*
*wasser zum Kochen*
*bringen und in ca.*
*45 Minuten ausquellen*
*lassen (probieren!)*
*100 g Tomate*
*1 kleine Zwiebel*
*1 Essiggurke*
*1 kleiner Apfel*
*evtl. 4-5 Radieschen*
*1 Bund Schnittlauch*

## Grünkernsalat
### 2 Portionen

1. Grünkern in der Gemüsebrühe mit dem Lorbeerblatt ca. 40 Minuten garen. Auf einem Sieb abtropfen und abkühlen lassen.
2. Salatgurke und Apfel waschen, mit der Schale in kleine Würfel schneiden. Paprika in sehr kleine Würfel schneiden und die Zwiebel fein hacken. Unter den Grünkern mischen.
3. Die Salatsauce anrühren, über den Salat gießen und gut durchziehen lassen.

● Passend dazu: Quarksauce mit Curry, S. 97

*100 g Grünkern*
*½ l Gemüsebrühe,*
*1 Lorbeerblatt*
*100 g Salatgurke*
*100 g Apfel*
*je 50 g Paprika (Pepero-*
*ni) gelb, grün, rot*
*1 mittelgroße Zwiebel*

*Tipp:*
*Der so gekochte Grün-*
*kern lässt sich – ver-*
*mischt mit gegarten*
*Gemüsewürfeln, wie*
*Karotten oder Sellerie*
*– auch gut als Beilage*
*zu Kohlenhydratgerich-*
*ten servieren.*

# Salatsaucen
## für Kohlenhydratmahlzeit

**S**alatsaucen können auf Vorrat hergestellt werden. Gut verschlossen in einem Schraubglas oder einem Plastikdöschen kann der Rest 3–4 Tage im Kühlschrank aufbewahrt werden. Vor dem Verzehr gut durchschütteln. **Wichtiger Hinweis**: Keine gehackten Zwiebeln oder Knoblauch in die Sauce geben – sie wird bitter. Erst unmittelbar vor dem Verzehr unterheben. Ebenso verhält es sich mit frischen Kräutern – hier wäre auch der Verlust an Vitaminen sehr groß.

## Leichte Salatsauce

### 4 Portionen

2 EL Wein- oder Kräuteressig
Salz und frisch gemahlener Pfeffer
1 Prise mildes Paprikapulver
4-5 EL kalte Gemüsebrühe

**1.** Den Essig mit den Gewürzen verrühren, die Gemüsebrühe unterschlagen.
Variationen:
- Statt Paprikapulver 1 Prise Curry zugeben;
- einige Zwiebelringe in die Sauce geben;
- je 1 Prise Kümmel und Kreuzkümmel zugeben (für Kohlsalate).
- 1 Prise »Herbes de Provence« (Fertigkräutermischung) zwischen den Fingerspitzen verreiben und in die Sauce geben.

## Senf-Kefir-Sauce

### 4 Portionen

1 TL Senf, Salz und frisch gemahlener Pfeffer
evtl. 1 Spritzer flüssiger Süßstoff od. 1 Prise Zucker
1 EL weißer Balsamico- oder Weißweinessig
150 g Kefir, entrahmt (0,1% Fett) oder Magermilchjoghurt (0,3 % Fett)

**1.** Den Senf mit einem Schneebesen und etwas Wasser verrühren. Salzen und pfeffern, evtl. süßen, den Essig unterrühren und zuletzt den Kefir.

- Falls gewünscht: Kurz vor dem Servieren 1 EL fein gehackte Zwiebeln unterheben.

*Tipp:*
*Diese Saucen können auch mit an den Arbeitsplatz genommen werden.*

# Joghurtsauce
## 4 Portionen

1. Joghurt mit einem Schneebesen gut verrühren, mit Salz und Pfeffer würzen und mit Essig abschmecken.
2. Frische Kräuter nach Wahl und Angebot fein schneiden und unter die Joghurtsauce mengen.

1 Becher Magermilch-
joghurt (0,3 % Fett)
Salz, frisch
gemahlener Pfeffer
2 EL Apfel- oder
Kräuteressig
frische Kräuter wie
Schnittlauch, Petersilie,
Kerbel, Dill, Estragon
usw.*

*Information zu Kräutern,
siehe Seite 96

# Quarksauce mit Curry
## 4 Portionen

1. Magerquark mit Milch und Joghurt mit einem Schneebesen verrühren. Sojasauce, Salz, Pfeffer und Curry untermischen. Eine Knoblauchzehe sehr fein hacken und unter die Sauce rühren.
2. Nach Belieben ½ Chilischote entkernen und sehr fein gehackt unter die Sauce geben.

3 EL Magerquark
(0,3 %Fett)
4-5 EL Magermilch
(0,3 % Fett)
5 EL Magermilch-
joghurt (0,3 % Fett)
1 EL helle Sojasauce
Salz und frisch
gemahlener Pfeffer
½ TL Curry
nach Belieben:
½ frische Chilischote

# Frischkost und
# Salate für die Fettmahlzeit

Vorschläge für Zusammenstellungen, siehe Seite 94

## Pilz-Carpaccio

### 1 Portion

200 g mitelgroße Anis-
oder Steinchampignons
4 kleine Mozzarella-
kugeln
1 TL Zitronensaft
1-2 EL Rapsöl
Salz und frisch
gemahlener Pfeffer
Blattpetersilie oder
Basilikumblätter

1. Die Champignons waschen, die Stiele kürzen und die Pilz-
köpfe im Eierschneider in feine Scheiben schneiden (das geht
nur bei ganz frischen Pilzen).
2. Die Pilzscheiben auf einem Teller kreisförmig auslegen, mit
Mozzarellakugeln belegen, mit Zitronensaft und Öl beträufeln.
Würzen und mit den frischen Kräutern bestreuen.

### Variationen:

● Steinpilz-Carpaccio: Wenn Sie auf dem Markt – oder selbst
gesucht – ganz frische kleine Steinpilze finden, so ist dieses
Carpaccio ein Hochgenuss! In dem Fall auf Mozzarella verzichten.
Und statt Rapsöl noch 1 EL Nussöl über die Pilzscheiben geben.

● Zucchini-Carpaccio: 150 g Zucchini in feine Scheiben schnei-
den, mit 50 g Schafskäsewürfeln bestreuen. Mit Salz und
Pfeffer würzen, mit Balsamicoessig und Olivenöl beträufeln.
Mit kleinen Salbei- oder Kerbelblättchen garnieren.

## Thunfisch-Tomaten-Teller

### 1 Portion

80 g Thunfisch im
eigenen Saft (1 % Fett)
150 g Tomaten
Salz und frisch
gemahlener Pfeffer
1 TL Zitronensaft
1 EL natives Olivenöl extra
1 TL gehackte Petersilie
oder gehackte Kapern

1. Thunfisch mit einer Gabel zerpflücken. Stielansatz aus den
Tomaten schneiden, größere Tomaten in halbe Scheiben, Cherry-
tomaten in Hälften schneiden.
2. Tomatenscheiben auf einem Teller auslegen, in die Mitte den
Thunfisch häufen. Salzen und pfeffern, den Zitronensaft über alle
Zutaten träufeln und mit dem Öl übergießen. Mit Petersilie oder
Kapern bestreuen.

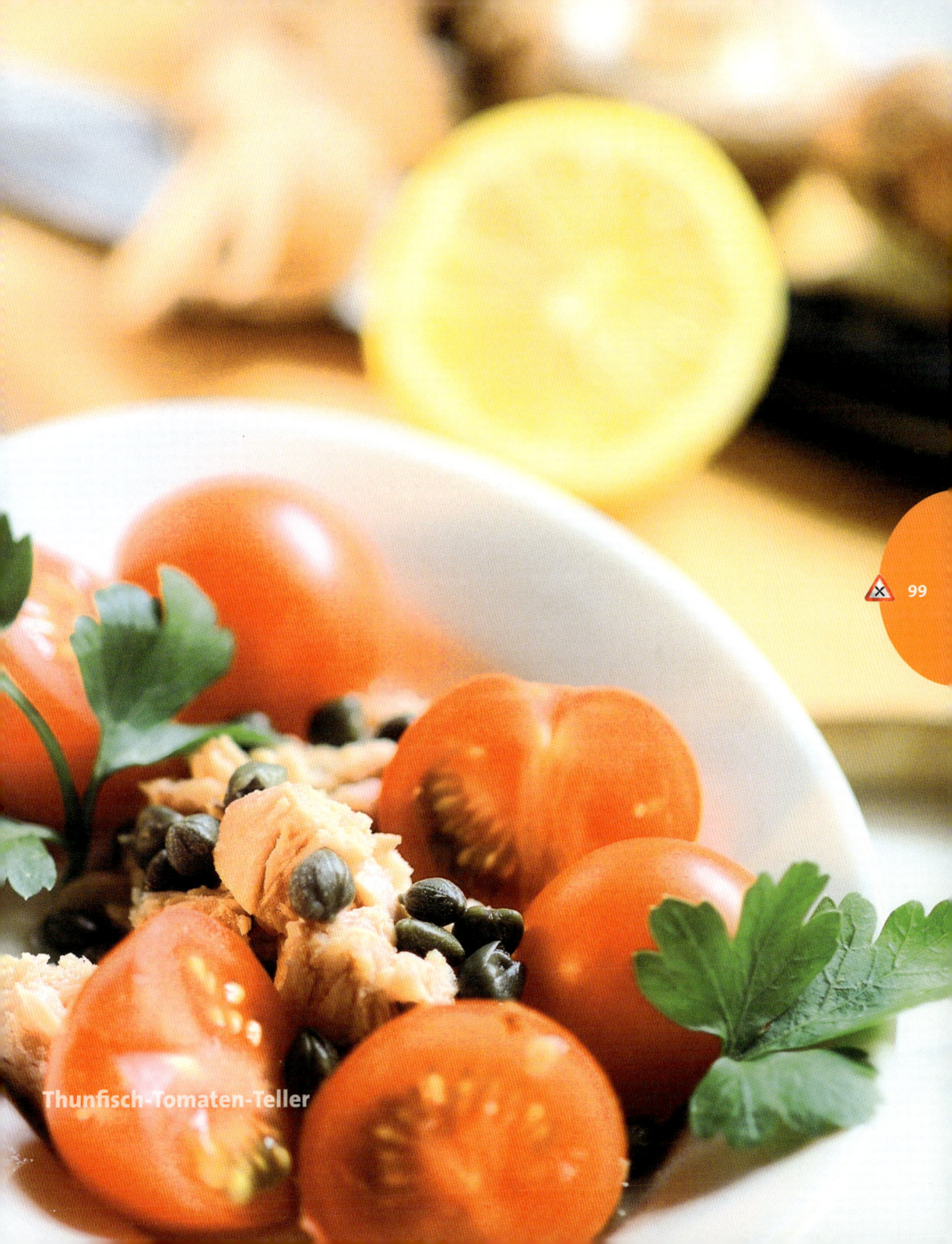

Thunfisch-Tomaten-Teller

99

# Griechischer Salat

## 1 Portion

100 g Tomate
(Fleischtomate)
80 g Salatgurke
1 kleine Zwiebel
4 schwarze Oliven
50 g Schafskäse
Sauce:
1 EL Weinessig
Salz und frisch
gemahlener Pfeffer
2 EL natives Olivenöl
extra

 **1.** Tomate vom Stielansatz befreien und achteln. Gurke mit der Schale in dünne Scheiben schneiden, die Zwiebel in dünne Ringe hobeln. Die Oliven evtl. entkernen, den Schafskäse in Würfel schneiden.

**2.** Alle Zutaten auf einen Teller geben, die Sauce anrühren und über die Salatzutaten gießen.

Variation:

● Noch je 1 Stück Paprikaschote (rot oder grün) in schmale Streifen schneiden und zum Salat geben. Den Salat auf einem Bett von Kopfsalatblättern anrichten.

# Tomaten-Anchovis-Salat

## 1 Portion

100 g Tomate
(Fleischtomate)
¼ rote Paprika
(Peperoni)
3 Anchovisfilets
1 kleine Zwiebel
1 kleines hart
gekochtes Ei
einige Stängel
Petersilie
1 EL natives Olivenöl
extra

 **1.** Tomate vom Stielansatz befreien, halbieren und in Scheiben schneiden. Einen Teller damit belegen.

**2.** Paprika in schmale Streifen schneiden, um die Tomaten legen.

**3.** Die Zwiebeln sehr fein hacken, über die Tomaten streuen, die Anchovisfilets darüber legen.

**4.** Das Ei in Achtel schneiden, die Petersilie fein hacken. Beides über den Salat geben. Mit Olivenöl beträufeln.

# Salatsaucen
## für Fettmahlzeiten

## Italienisches Salatdressing
### 4 Portionen

**1.** Den Essig mit Salz und Pfeffer verrühren, eventuell etwas Wasser zugeben. Die Kräuter untermischen und das Olivenöl gut mit allen Zutaten vermischen.

Variationen:
- 1 TL Blattpetersilie, klein gehackt, zugeben
- 1 durch die Presse gedrückte Knoblauchzehe unterziehen
- 1 Prise Chilipulver oder wenig fein gehackte Chilischote zugeben.

2 EL Balsamicoessig
½ TL Salz
1 Prise frisch gemahlener Pfeffer
wenig Wasser oder Gemüsebrühe
je ½ TL Thymian und Oregano, fein gehackt oder 2 Messerspitzen getrocknete Kräuter
4 EL natives Olivenöl extra

## Schnittlauchsauce
### 4 Portionen

**1.** Den Sauerrahm geschmeidig rühren, Zitronensaft oder Essig sowie Gewürze einrühren und zuletzt den Schnittlauch unterheben.

Variation:
- Kapernsauce: Statt Schnittlauch 2 EL fein gehackte Kapern unter die Sauce mischen.

80 g Sauerrahm (10 % Fett) oder Magermilchjoghurt (0,3 % Fett)
1 EL Zitronensaft oder 2 EL Apfelessig
Salz und frisch gemahlener Pfeffer
2 EL fein geschnittener Schnittlauch

# Sahnesauce

## 4 Portionen

80 ml süße Sahne
(Rahm), 10 % Fett
2 EL Weinessig oder
Kräuteressig
evtl. 1 EL Rapsöl
etwas Mineralwasser
Salz, frisch gemahlener
weißer Pfeffer
nach Belieben:
1 Prise Muskatnuss
½ TL Meerrettich,
scharf

1. Die Sahne mit Essig, dem Öl, falls nötig etwas Mineralwasser, den Gewürzen und Meerrettich verrühren.

Variationen:

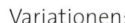 Sahne-Quarksauce: 40 ml süße Sahne und 3 EL Magerquark verrühren; mit Essig, Gewürzen und evtl. 1 TL Senf abschmecken.

● Kräuter-Sahnesauce: Zutaten wie oben, jedoch statt Senf 2-3 EL frische, gehackte Kräuter unterheben.

# Vinaigrette - französisches Salatdressing

## 4 Portionen

102

½ TL Salz
1 Prise frisch
gemahlener Pfeffer
nach Belieben:
1 Prise Knoblauchsalz
1 TL Senf, mittelscharf
oder körniger Senf
2 EL Weinessig, evtl.
1 Spritzer flüssiger
Süßstoff
4 EL Rapsöl oder natives Olivenöl extra

1. Salz, Pfeffer, evtl. Knoblauchsalz und Senf mit einem Schneebesen verrühren. Den Essig und falls gewünscht etwas flüssigen Süßstoff einrühren. Zuletzt das Öl langsam zugießen und gut vermischen.

Tipp:
Sollte die Vinaigrette
nicht flüssig genug
sein, noch etwas kalte
Gemüsebrühe oder
Wasser zugeben.

# Suppen und
# Eintöpfe für Kohlenhydratmahlzeiten

## *Griechische Bohnensuppe*
### *2 Portionen*

**1.** Eingeweichte Bohnen mit frischem Wasser auf die Kochstelle setzen, aufkochen lassen, Hitzezufuhr zurücknehmen und die Bohnen in ca. 1 ½ Stunden weich köcheln, Die Bohnen sollten immer gut von Wasser bedeckt sein.

**2.** Bohnen aus der Dose mit gut ½ Liter Gemüsebrühe zum Kochen bringen. Gemüsewürfel zugeben und etwa 20 Minuten sanft kochen. Tomatenmark mit etwas Wasser anrühren, zugießen.

**3.** Das Bohnenkraut einlegen, würzen und die Suppe noch etwa 20 Minuten köcheln.

**4.** Mit gehackter Petersilie bestreuen. Den Stängel Bohnenkraut entfernen.

*150 g weiße Bohnen (über Nacht eingeweicht) oder weiße Bohnen aus der Dose, gut abgetropft*
*100 g Stauden- oder Knollensellerie, gewürfelt*
*1 kleine Zwiebel, gewürfelt*
*1 Karotte, gewürfelt*
*1 EL Tomatenmark*
*1 Stängel Bohnenkraut*
*1 Prise Kümmel*
*Salz und frisch gemahlener Pfeffer*
*1 EL gehackte Petersilie*

*Tipps:*
*Werden getrocknete Bohnen verwendet, so kommt das Gemüse nach der Hälfte der Kochzeit in den Topf. Die Bohnen erst würzen, wenn sie weich sind!*

# Chinesische Gemüsesuppe
## 1 Portion

100 g Bambusschöss-
linge aus der Dose
1 Karotte (ca. 50 g)
3 Champignons
(ca. 50 g) oder 30 g ein-
geweichte chinesische
Pilze (Wolkenohren)
oder Shiitakepilze
30 g Glasnudeln oder
Cellophannudeln
200 ml Gemüsebrühe
1 EL Sojasauce
Salz und frisch gemah-
lener Pfeffer
je 1 Prise Curry und
Kurkuma
1 Frühlingszwiebel
falls erhältlich:
einige Blättchen
frischer Koriander

**1.** Die Bambusschösslinge gut abtropfen lassen, in feine Scheiben schneiden. Karotte schälen, in sehr feine Streifen schneiden. Die Champignons
oder andere Pilze waschen, in feine Scheiben oder Streifen schneiden.
**2.** Die Gemüse mit den Glasnudeln in die Gemüsebrühe geben, Sojasauce
zugeben und alles zum Kochen bringen. Bei geringer Hitzezufuhr ca. 20
Minuten köcheln.
**3.** Mit den Gewürzen abschmecken. Frühlingszwiebel in feine Scheiben
schneiden, über die Suppe streuen; oder Korianderblättchen darüber
geben.

Variationen:
● Kurz vor Ende der Garzeit noch 50 g Mungbohnensprossen in der
Suppe erhitzen.
● Wird Bindung erwünscht, 1 Esslöffel Kartoffelstärke mit Wasser an-
rühren, in die heiße Suppe geben.
● Oder in die nicht mehr kochende Suppe 1 Messerspitze Johannis-
brotkernmehl (Biobin) geben und erneut aufkochen.

# Schnelle Paprikasuppe
## 2 Portionen

½ l gut gewürzte
Gemüsebrühe
100 g grüne Paprika
100 g rote Paprika
100 g Tomaten
1 Knoblauchzehe, durch
die Presse gedrückt
1 Prise Cayennepfeffer
1 TL frische Thymian-
blättchen

**1.** Gemüsebrühe zum Kochen bringen. Währenddessen Paprika in sehr
kleine Würfel schneiden, zugeben. Tomate falls gewünscht häuten, in
Würfel schneiden, zur Suppe geben.
**2.** Das Gemüse 5 Minuten kochen, dann den Knoblauch hineinpressen
und mit Cayennepfeffer und Thymianblättchen würzen.

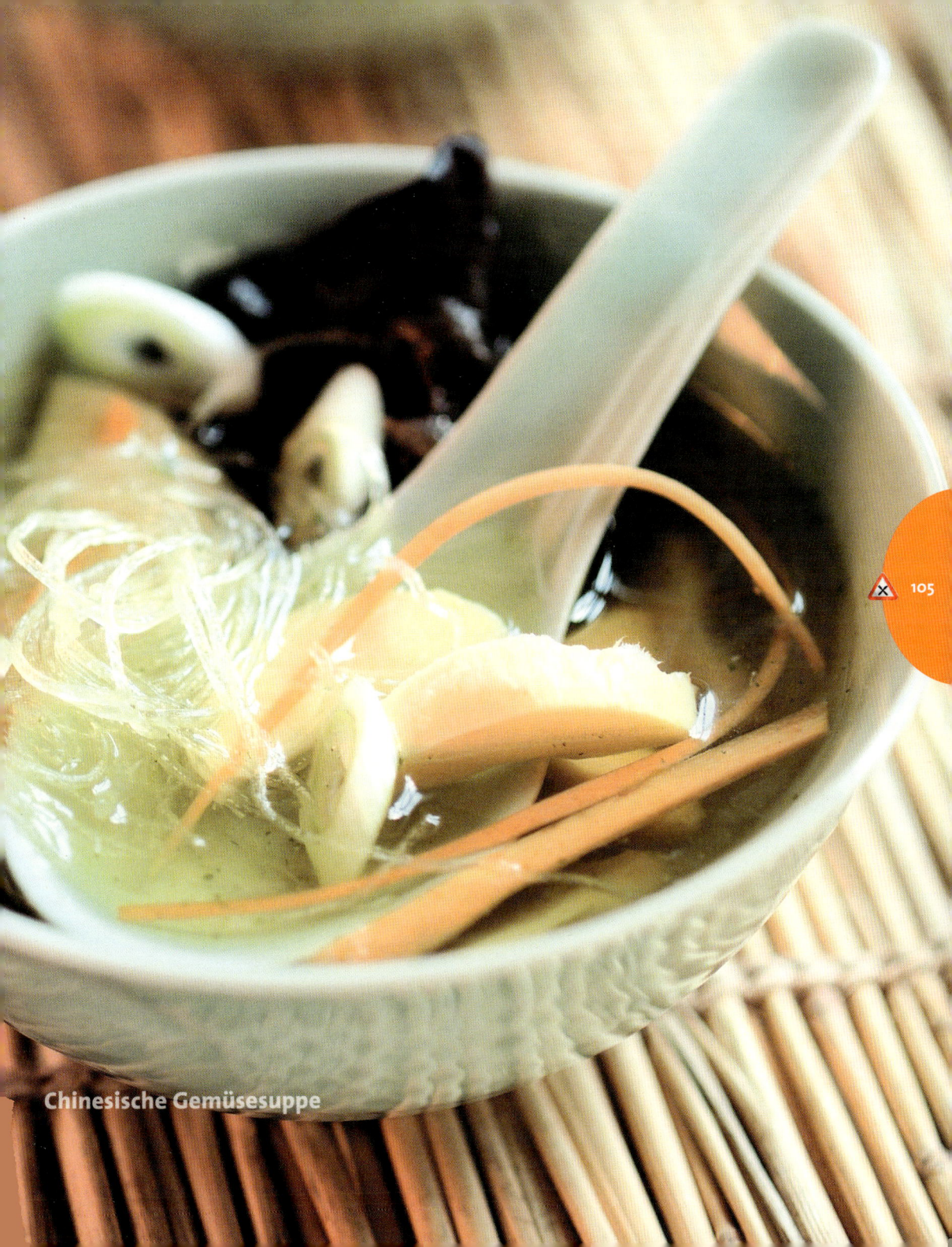

Chinesische Gemüsesuppe

# Gemüsesuppe mit Bohnen
## 2 Portionen

*50 g weiße oder rote*
*Bohnen, gegart – oder*
*aus der Dose*
*½ l Gemüsebrühe*
*1 Karotte*
*1 Stück Sellerieknolle*
*oder 1 Stängel Stau-*
*densellerie*
*1 Kartoffel*
*1 kleine Stange Lauch*
*1 Zwiebel*
*1 Knoblauchzehe*
*100 g geraspeltes*
*Weißkraut*
*2 Tomaten (200 g)*
*Salz und frisch*
*gemahlenen Pfeffer*
*Kräuter nach Angebot,*
*gehackt*

**1.** Bohnen gut abtropfen lassen, in die Gemüsebrühe geben. Das Gemüse in mundgerechte Würfel oder Streifen schneiden, zu den Bohnen geben und alles ca. 25-30 Minuten köcheln.

**2.** Mit Salz und Pfeffer würzen und mit frischen Kräutern bestreuen.

Variationen:
- 1 kleine rote Paprikaschote in Streifen schneiden und mitgaren.
- Mit gerösteten Brotcroutons (ohne Fett) bestreuen.

106

# Kartoffelcremesuppe
## 1 Portion

*250 g mehlig kochende*
*Kartoffeln*
*50 g Lauch*
*1 kleine Karotte*
*(ca. 30 g)*
*1 kleine Zwiebel oder*
*Schalotte*
*200 ml Gemüsebrühe*
*1 Frühlingszwiebel oder*
*wenig Schnittlauch*

**1.** Kartoffeln schälen, in Würfel, gewaschenen Lauch in Streifen schneiden. Die Karotte abschaben, zusammen mit der Zwiebel klein würfeln.

**2.** Alle Gemüse in der Brühe ca. 20 Minuten kochen.

**3.** Mit dem Passierstab mixen, abschmecken und mit Frühlingszwiebeln oder Schnittlauchröllchen bestreuen.

Variation:
- Die Kartoffelsuppe mit frischen Majoranblättchen bestreuen.

# Linseneintopf
## 2 Portionen

1. Linsen mit kaltem Wasser überbrausen und in einem Sieb abtropfen lassen.
2. Suppengemüse waschen, wo nötig schälen und in kleine Würfel schneiden. Petersilie hacken und aufbewahren.
3. Kartoffeln schälen, würfeln, zusammen mit dem Suppengemüse in die Gemüsebrühe geben und ca. 10 Minuten kochen.
4. Linsen zugeben und den Eintopf noch ca. 15 Minuten garen. Falls nötig, noch etwas Flüssigkeit zugießen.
5. Den Eintopf mit Balsamicoessig, Salz und Pfeffer würzen. Mit Thymianblättchen und gehackter Petersilie bestreuen.

*Tipp:*
*Werden grüne Linsen der neuen Ernte verwendet, sollten diese ca. 30 Minuten kochen; ältere Linsen müssen eingeweicht werden.*

150 g rote Linsen (brauchen nicht eingeweicht werden)
1 Bund Suppengemüse: 1 Stück Lauch, 2 Karotten, 1 Stück Knollensellerie, Petersilie (erst zum Schluss verwenden)
3 mittelgroße Kartoffeln (ca. 300 g)
400-500 ml Gemüsebrühe
1 EL Balsamicoessig
Salz und frisch gemahlener Pfeffer
einige Thymianblättchen

# Kalte Gurkensuppe
## 2 Portionen

1. Die Gemüsebrühe leicht erwärmen; die Gurke waschen, in Stücke schneiden, zur Brühe geben und mit dem Pürierstab cremig mixen.
2. Die Knoblauchzehen durch die Presse dazugeben, vermischen.
3. Die Suppe in eine Terrine füllen, mit fein geschnittenem Dill bestreuen und etwa 1 Stunde im Kühlschrank durchkühlen.

½ l gut gewürzte Gemüsebrühe
1 kleine Salatgurke (ca. 400 g)
2 Knoblauchzehen
1 kleiner Bund Dill

*Tipp:*
*1 kleine rote Chilischote entkernen und fein hacken, in die Suppe geben.*

# Suppen
## für die Fettmahlzeit

## Gemüsesuppe mit Basilikumsauce
### 2 Portionen

2 Karotten
1 kleiner Zucchino
(ca. 100 g)
100 g grüne Bohnen
1 Stück Staudensellerie
1 Tomate
1 kleine Zwiebel
1 EL Rapsöl
1 Zweig frischer Thymian, ersatzweise 1 Prise getrockneter Thymian
gut ½ l Gemüsebrühe
Salz und frisch gemahlener Pfeffer
Basilikumsauce:
2 Knoblauchzehen
1 Bund frisches Basilikum
2 EL natives Olivenöl extra

1. Karotten schaben, mit dem gewaschenen Zucchino in kleine Würfel schneiden. Grüne Bohnen je nach Größe halbieren oder dritteln, Staudensellerie in schmale Scheiben schneiden. Die Tomate häuten und in Würfel schneiden. Zwiebel fein hacken.
2. Öl in einem Topf erhitzen, die Zwiebel darin anschwitzen. Alle Gemüse sowie den Thymian zufügen. Mit der Gemüsebrühe auffüllen und ca. 20 Minuten köcheln.
3. Mit Salz und Pfeffer würzen.
4. Für die Basilikumsauce Knoblauchzehen mit Basilikum und Olivenöl in einem Mixer oder Mörser zu einer sämigen Sauce verarbeiten. Die Basilikumsauce auf der Suppe anrichten.

## Caldo Verde
### 2 Portionen

1 Gemüsezwiebel
1 EL Rapsöl
1 Knoblauchzehe
2-3 Karotten (300 g)

1. Gemüsezwiebel in Würfel schneiden, im heißen Öl anschwitzen, die Knoblauchzehe fein hacken und zugeben.
2. Karotten schälen, in kleine Würfel schneiden, zum Schmoransatz geben, mit Salz und Pfeffer würzen und mit Gemüsebrühe

auffüllen. Etwa 20 Minuten kochen, die Karottenwürfel sollen gar sein, aber nicht zerfallen.

**3.** Die Kohlblätter waschen, in nudeldicke Streifen schneiden und in der Suppe noch 5 Minuten ziehen lassen – sie sollten nur heiß werden.

*Tipp:*
*Werden Mangoldblätter verwendet,*
*dann die dicke Mittelrippe heraus-*
*schneiden; bei Grünkohl empfiehlt*
*es sich den geschnittenen Kohl kurz*
*zu blanchieren – er ist dann besser*
*bekömmlich.*

*Salz und frisch*
*gemahlener Pfeffer*
*½ l Gemüsebrühe*
*300 g Couve (portugie-*
*sische Kohlblätter)*
*ersatzweise Mangold-*
*blätter oder Grünkohl*

# Gazpacho –
# kalte spanische Gemüsesuppe

## 2 Portionen

**1.** Tomaten häuten und grob zerkleinern, Salatgurke waschen – junge Gemüsefrüchte brauchen nicht geschält werden – $^2/_3$ grob, den Rest fein zerkleinern. Mit der Paprikaschote ebenso verfahren, jedoch Stängelansatz und Trennwände ausschneiden. Fein geschnittene Gemüse in kleine Schüsseln füllen.

**2.** Gemüsezwiebel zu dreiviertel grob, den Rest feinwürfelig schneiden; Knoblauch halbieren.

**3.** Alle grob geschnittenen Gemüse in einen Mixer geben, die Kräuter (ohne Stängel) sowie Essig, Tomatenmark und Olivenöl zugeben und alles nicht zu fein pürieren. Mit Salz und Pfeffer abschmecken.

**4.** Das Ei in Eigelb und Eiweiß trennen, beides für sich fein hacken und ebenfalls in Schüsselchen geben.

**5.** Die Suppe mindestens 1 Stunde kalt stellen. In Schalen servieren und die klein gehackten Zutaten nach Belieben über die Suppe streuen.

*250 g reife Tomaten*
*200 g Salatgurke*
*1 rote Paprikaschote*
*(ca. 150 g)*
*1 Gemüsezwiebel*
*1-2 Knoblauchzehen*
*einige Stängel*
*Petersilie*
*ein paar Basilikum-*
*blätter*
*3 TL Weißweinessig*
*1 EL Tomatenmark*
*1-2 EL natives Olivenöl*
*extra*
*Salz und frisch*
*gemahlener Pfeffer*
*1 hart gekochtes Ei*

*Tipp:*
*Wenn es sehr heiß ist,*
*kann man die Suppen-*
*schalen in ein Eisbett*
*stellen.*

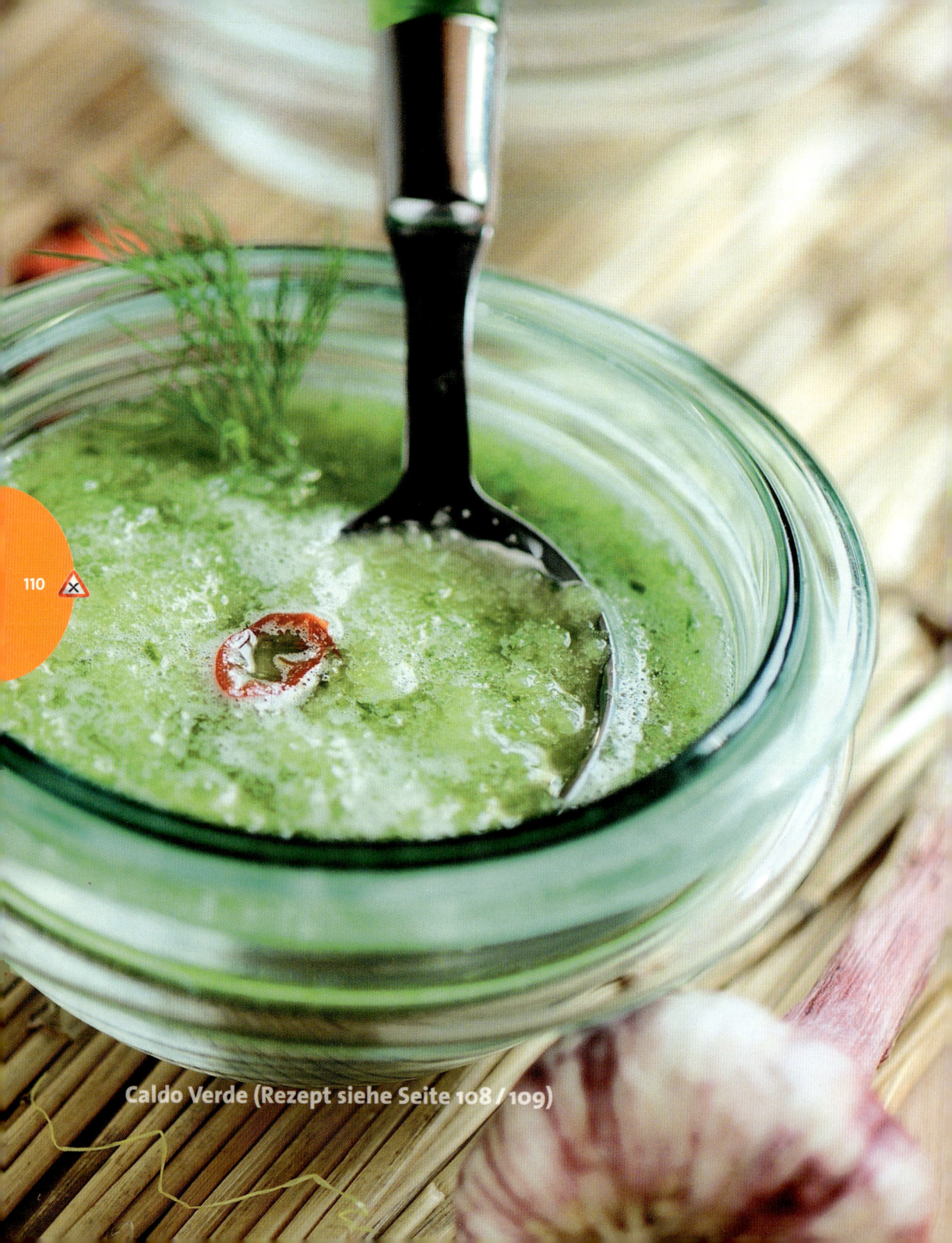

Caldo Verde (Rezept siehe Seite 108 / 109)

# Hauptgerichte
## für die Kohlenhydratmahlzeit

### Kartoffelgerichte

## Pellkartoffeln mit Kräuterquark
### 1 Portion

**1.** Die gekochten Kartoffeln der Länge nach halbieren; sofern es sich um »neue« Kartoffeln handelt, kann die Schale mitgegessen werden. Auf einem Teller kreisförmig auslegen.

**2.** Den Quark mit einem Schneebesen mit dem Mineralwasser cremig rühren. Die Kräuter und Radieschen oder Zwiebel untermischen. Zu den Kartoffeln geben.

● Hierzu kann ein Blattsalat mit Joghurtdressing, siehe Seite 97, gegessen werden.

*6 kleine in der Schale gekochte Kartoffeln (300 g)*
*150 g Magerquark (0,3 % Fett)*
*3 EL Mineralwasser*
*Salz oder Kräutersalz*
*2 EL fein gehackte Kräuter wie Petersilie, Schnittlauch, Dill, Estragon, Zitronenmelisse u. a.*
*2 Radieschen, fein gehackt oder*
*1 kleine Zwiebel, gehackt*

111

# Ofenkartoffeln mit Minzquark

## 2 Portionen

*400 g kleine Kartoffeln*
*Salz, Edelsüßpaprika-*
*pulver*
*Minzquark:*
*200 g Magerquark*
*(0,3 % Fett)*
*1 Prise Cayennepfeffer*
*1 Prise Salz*
*2 EL Minzeblätter,*
*fein geschnitten*

**1.** Den Backofen auf 200°C vorheizen. Die Kartoffeln gut waschen, evtl. bürsten. Halbieren und mit der Schnittseite nach oben in eine ofenfeste Form setzen. Mit Salz und Paprikapulver bestreuen und im Backofen – je nach Sorte – 25-35 Minuten backen.

**2.** Den Quark mit Joghurt, den Gewürzen und der Minze verrühren und zu den Ofenkartoffeln servieren.

Variation:

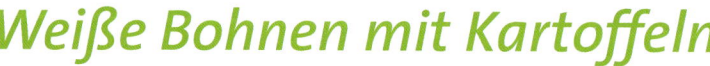 Statt Minzquark kann man auch den Kräuterquark von Seite 111 dazu essen. Man kann ihn rasch verändern indem man noch einige frische Sprossen – wie Rettich oder Alfalfa – zugibt.

**Tipp:**
*Um Zeit zu sparen, kann man die Kartoffeln in der Schale vorgaren und dann noch für 15 Minuten in den Backofen geben.*

# Weiße Bohnen mit Kartoffeln

## 2 Portionen

*300 g Kartoffeln, Früh-*
*kartoffeln nur bürsten*
*250 g kleine weiße*
*Bohnen, gekocht*
*2 Stangen dünner*
*junger Lauch oder*
*4 Frühlingszwiebeln*
*mit Grün*
*3-4 EL Gemüsebrühe*
*je 3 Blättchen Salbei*
*und Basilikum*
*Salz und frisch gemah-*
*lener Pfeffer*

**1.** Kartoffeln in nicht zu große Würfel schneiden und in leicht gesalzenem Wasser ca. 8-10 Minuten garen. Abgießen und in eine vorgewärmte Schüssel füllen.

**2.** Während die Kartoffeln kochen, die Bohnen in wenig Salzwasser oder über Dampf erwärmen, mit den gekochten Kartoffeln vermischen.

**3.** Den Lauch in etwa 3 cm lange Stücke schneiden, gut waschen; Frühlingszwiebeln putzen und ebenfalls in Stücke schneiden. In wenig Gemüsebrühe bissfest garen. Mit fein geschnittenen Kräutern, Salz und Pfeffer würzen. Das Gemüse über den Kartoffel-Bohnen anrichten.

# Schwarze Bohnen mit Reis
## 2 Portionen

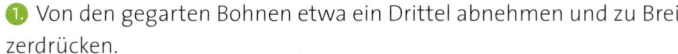

1. Von den gegarten Bohnen etwa ein Drittel abnehmen und zu Brei zerdrücken.
2. Naturreis in Wasser oder Gemüsebrühe garen.
3. Gemüsezwiebel, Staudensellerie und Chilischote in wenig Gemüsebrühe andünsten. Dann die vorgekochten Bohnen zugeben und alles zum Kochen bringen. Die Hitze reduzieren und das Bohnengemüse bei aufgelegtem Deckel noch ca. 25-30 Minuten köcheln. Während der letzten 10 Minuten den Deckel abnehmen und das Gemüse sämig einkochen lassen. Zuletzt den Bohnenbrei unterheben und das Gericht würzig abschmecken.
4. Zum Servieren zuerst eine Lage Reis in einen Teller füllen, darauf das Bohnenragout häufen. Mit gehackter Petersilie bestreuen.

*250 g schwarze Bohnen, über Nacht eingeweicht, dann ca. 45 Minuten gekocht oder schwarze Bohnen aus der Dose, abgetropft*
*120 g Naturreis, gekocht nach dem Rezept auf Seite 115*
*1 Gemüsezwiebel, gehackt*
*1 Stängel Staudensellerie, in Streifen geschnitten*
*1 Chilischote, entkernt, fein gehackt*
*2-3 EL Rotweinessig*
*evtl. 1 Prise brauner Zucker*
*½ Bund glatte Petersilie, gehackt*

# Mexikanischer Reis
## 2 Portionen

1. Während der Reis gart, die Bohnen putzen, in Stücke schneiden. Zusammen mit den kleinen Maiskölbchen oder den Maiskörnern und den Kürbiswürfeln in wenig Wasser 10-15 Minuten garen.
2. Die Chilischote entkernen, fein hacken, zum Gemüse geben. Mit Tomatenpassata aufgießen, den Reis unterrühren und das Gericht noch kurz durchziehen lassen. Mit frischem, gehackten Koriander bestreuen.

Variation:
Anstatt Kürbis können rote oder weiße Bohnen aus der Dose verwendet werden. Wer es nicht so scharf mag, nimmt weniger Chilischote oder würzt mit wenig Cayennepfeffer.

*Reis wie oben gegart*
*200 g grüne Bohnen oder Stangenbohnen*
*2 ganz junge Maiskölbchen oder Mais aus der Dose, abgetropft*
*100 g Kürbiswürfel*
*1 rote Chilischote*
*Salz*
*100 ml Tomatenpassata*
*falls erhältlich: frischer Koriander*

113

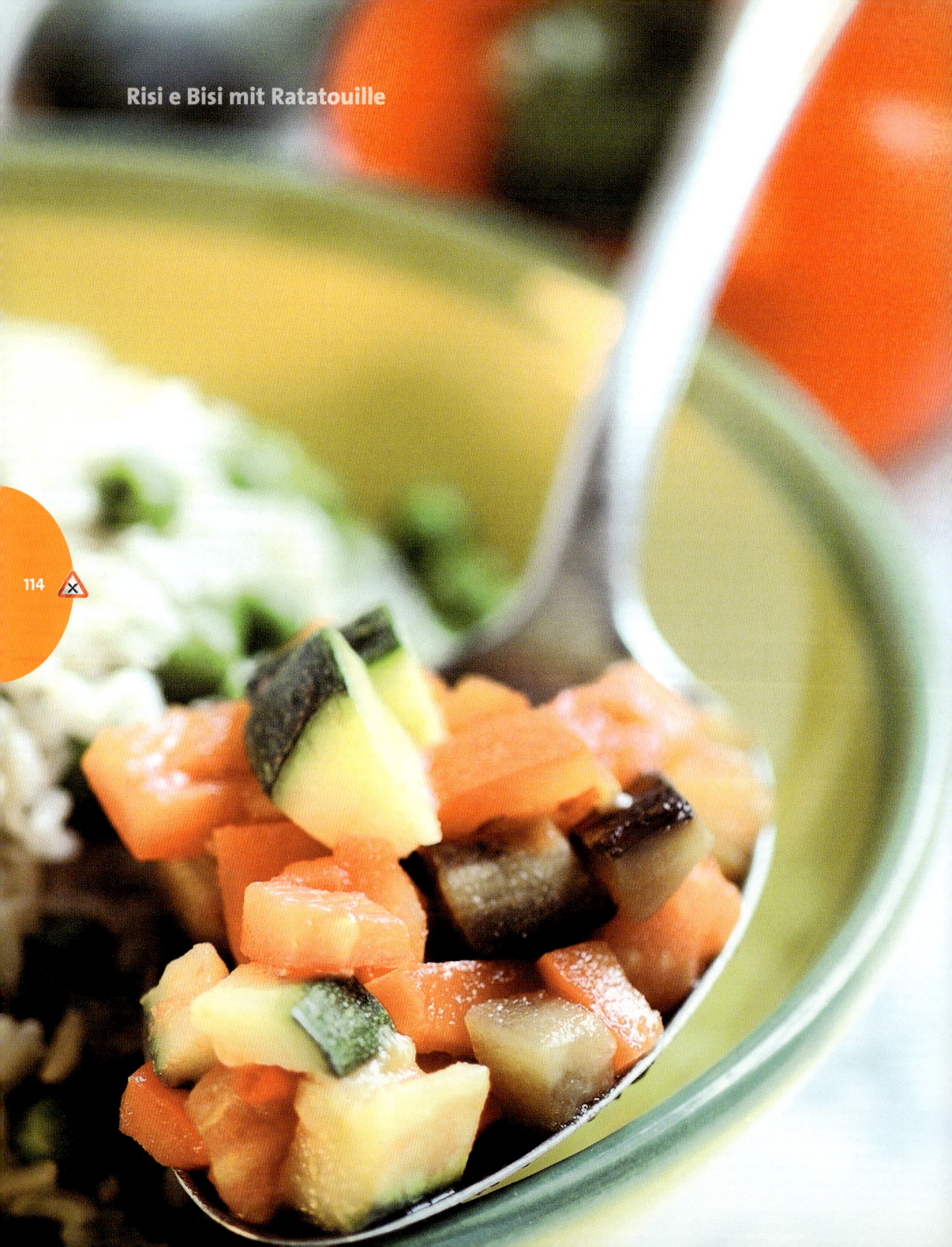

Risi e Bisi mit Ratatouille

# Risi e Bisi mit Ratatouille
## 2 Portionen

120 g Naturreis
1 Zwiebel, klein gehackt
380-400 ml Wasser
oder Gemüsebrühe
Salz, evtl. 1 TL Hefebrü-
heextrakt
100 g frische Erbsen
Ratatouille:
100 g Aubergine
100 g Zucchini
100 g Paprikaschote
2 Tomaten (ca. 200 g)
Salz und frisch gemah-
lener Pfeffer
1 Prise Kräuter der
Provence oder
je 1 Stängel frischer
Thymian, Oregano und
Bohnenkraut

❶ Naturreis kurz unter fließendem Wasser durchspülen, abtropfen lassen. Reis mit der Zwiebel in einen Topf geben, das kochende Wasser oder die Gemüsebrühe zugeben und würzen. Nach dem Aufkochen die Hitzezufuhr reduzieren und den Reis in ca. 35-40 Minuten ausquellen lassen. Die Erbsen 10 Minuten vor Ende der Garzeit zum Reis geben.

❷ Für die Ratatouille alle Gemüse putzen, in kleine Würfel schneiden, würzen und möglichst im eigenen Saft schmoren. Sollte Flüssigkeit fehlen, etwas Wasser angießen. Getrocknete Provencekräuter zwischen den Fingern zerreiben und mitkochen; frische Kräuter nur kurz mitkochen und vor dem Verzehr entfernen.

Variationen:

🟢 Die Ratatouille kann je nach Marktangebot verändert werden mit: Kartoffelwürfeln, Champignonscheiben, grünen Bohnen, Kürbis.

Tipp:
Mehr Reis kochen; er lässt sich zu Reissalat oder Reissuppe oder zu einem Risotto verwenden.

# Risotto-Variationen

🟢 Gemüse nach Angebot, auf der Rohkostreibe fein dazu geraspelt oder nur kurz erwärmt.

🟢 Oder Curry und einen geraspelten, säuerlichen Apfel unter den Reis mischen und mit frischen Sprossen belegen.

🟢 Kurz blanchierten Spinat, gewürzt mit Knoblauch, Salz, Pfeffer und Muskatnuss, grob hacken und unter den gegarten Reis heben.

1 Portion gekochter Naturreis
Gemüse nach Angebot, wie Zucchini, Sellerie, Möhren

# Rigatoni mit Tomatensauce
## 1 Portion

*80 g Rigatoni (100%
Hartweizengrieß)
200 g frische, reife
Tomaten oder Tomaten
aus der Dose/Tetrapack
½ Zwiebel
Salz und frisch
gemahlener Pfeffer
1 Zweiglein Thymian
einige Blätter Basilikum*

**①** Rigatoni in ca. einem ¾ Liter Wasser mit Salz in etwa 10-12 Minuten bissfest kochen (Packungsanleitung beachten).

**②** Während die Teigwaren kochen, die Tomaten in Würfel schneiden, Stielansatz entfernen. Dosentomaten grob zerkleinern. Zwiebel fein hacken. Tomaten und Zwiebel im eigenen Saft etwa 15 Minuten dünsten. Falls nötig, etwas Wasser angießen. Mit Salz, Pfeffer und Thymian würzen.

**③** Die Nudeln abgießen, in einem tiefen Teller mit der Tomatensauce überziehen und mit Basilikumblättern bestreuen.

● Beilage: Blattsalate

*Tipp:
Zu diesem Gericht kön-
nen jede Art von Hart-
weizengrieß-Teigwaren
verwendet werden.*

# Penne mit Linsensauce
## 2 Portionen

*160 g Penne
(Hartweizengrieß)
Sauce:
1 Karotte (50 g)
1 Zwiebel (60 g)
40 g Staudensellerie
1 Fleischtomate (100 g)
75 g rote oder grüne
Linsen, siehe Seite 107
ca. 350 ml Gemüsebrühe
Salz und frisch gemah-
lener Pfeffer
Selleriegrün oder Maggi-
kraut oder Petersilie*

**①** Zuerst die Sauce zubereiten: Karotte und Zwiebel würfeln, Fleischtomate grob zerkleinern. Die Linsen je nach Ernte vorweichen.

**②** Das Gemüse in der Gemüsebrühe etwa 15 Minuten köcheln. Dann die Linsen zugeben und weitere 15 Minuten garen (bei älteren Linsen empfiehlt es sich diese zuerst in der Gemüsebrühe ca. 20 Minuten vorzugaren).

**③** Während das Gemüse gart, die Penne nach Packungsvorschrift in Salzwasser bissfest garen. In einem Sieb abtropfen lassen.

**④** Das Gemüse würzen und über den Penne anrichten. Mit frisch gehackten Sellerie- oder anderen Blättchen bestreuen.

# Vollkornspaghetti mit Spinat

## 2 Portionen

**1** Die Vollkornspaghetti in ca. 2 Liter gesalzenem Wasser in ca. 12 Minuten bissfest garen.

**2** Währenddessen den Spinat putzen, waschen, größere Blätter halbieren. Gemüsebrühe oder Wasser erhitzen, den tropfnassen Spinat zugeben, einen Deckel auflegen und den Spinat zusammenfallen lassen. Mit Salz, Pfeffer und Muskat würzen. Die Milch unterrühren, einkochen lassen.

**3** Die abgetropften Spaghetti mit dem Spinat vermischen und mit Basilikum bestreuen.

> *Tipp:*
> *Tiefkühlspinat ist bereits geputzt und eignet sich gerade für Berufstätige als immer verfügbarer Vorrat. Er muss nur aufgetaut werden.*

*150 g Vollkornspaghetti (eifrei), Salz*
*Spinat:*
*350 g Spinatblätter oder TK-Blattspinat*
*10-20 ml Gemüsebrühe oder Wasser*
*1 Zwiebel, sehr fein gehackt*
*nach Belieben:*
*1 Knoblauchzehe, durch die Presse gedrückt*
*Salz und frisch gemahlener Pfeffer, Muskatnuss*
*3 EL Milch (1,5 % Fett)*
*1 EL Basilikum, fein geschnitten*

# Vollkornspaghetti mit Pilzen

## 2 Portionen

**1** Zuerst das Pilzragout zubereiten: In der Gemüsebrühe die Zwiebel andünsten. Die Pilze putzen (nicht waschen), in Scheiben oder Stücke schneiden, zur Zwiebel geben und mitdünsten. Sollte Flüssigkeit fehlen, wenig Gemüsebrühe angießen. Die Pilze ca. 15-20 (je nach Pilzsorte) garen. Parallel dazu die Spaghetti kochen.

**2** Die Pilze würzen, Petersilie und Milch unterziehen und zu den Spaghetti servieren.

● Zu den Spaghettigerichten können Blattsalate oder Tomatensalat mit leichter Salatsauce, Seite 96 gegessen werden.

*Bissfest gegarte Spaghetti wie oben*
*Pilzragout:*
*20-30 ml Gemüsebrühe*
*1 kleine Zwiebel, fein gehackt*
*200 g Champignons oder Austernpilze oder Pfifferlinge*
*Salz und weißer Pfeffer*
*½ Bund Petersilie, fein gehackt*
*3 EL Milch (1,5 % Fett)*

# Hauptgerichte
## für die Fettmahlzeit

*Gerichte mit Ei*

# Omelett
*1 Portion*

118

*2 Eier*
*1 Prise Salz, wenig*
*frisch gemahlener*
*Pfeffer*
*1 EL Rapsöl*
*frische Kräuter*
*(nach Belieben)*

**1.** Die Eier mit einem Schneebesen gut verquirlen, würzen.

**2.** Öl in einer Pfanne nicht zu heiß werden lassen. Die Eimasse zugeben, von der Mitte her leicht verrühren und in der Pfanne halbfest werden lassen.

**3.** Füllung nach Wahl aufstreichen, kurz ruhen lassen. Dann das Omelett mit Hilfe eines Pfannenwenders umklappen und auf einen Teller geben.

Variationen für die Füllung:

- Gedünstete Pilze
- gewürfelter gekochter Schinken
- Reste von gegartem Fleisch.
- Gegarte Spargelstückchen, gewürzt mit Kerbel oder Zitronenmelisse in das Omelett einschlagen

*Zum gefüllten Omelett passt jede Art von Blattsalat, Vorschläge für Zusammenstellungen finden Sie auf Seite 94. Dazu passen die Salatsaucen auf Seite 101 und 102*

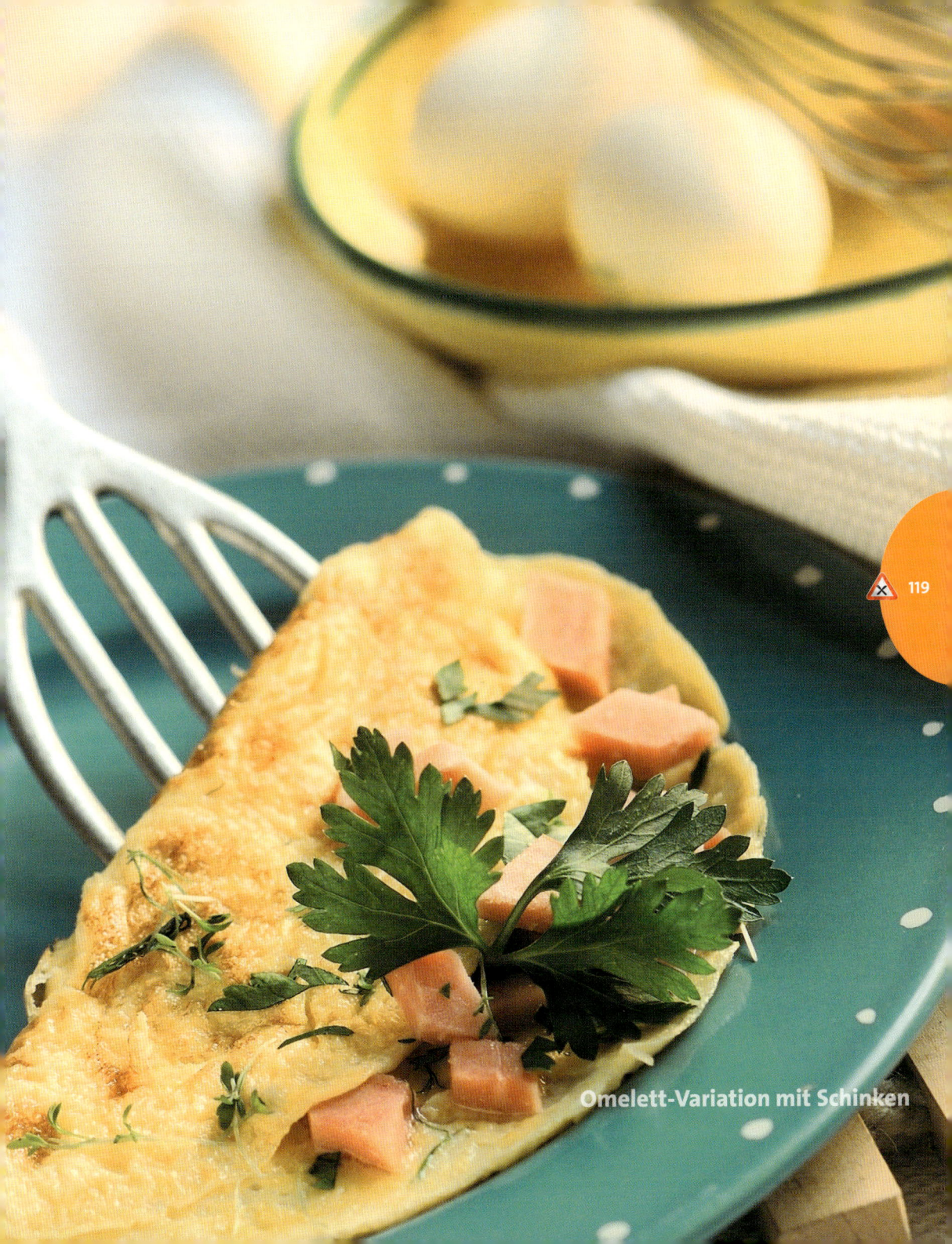

Omelett-Variation mit Schinken

# Rührei mit Spinat
## 1 Portion

2 Eier
1 EL Rapsöl
150 g Blattspinat
oder TK-Spinat
Salz und frisch
gemahlener Pfeffer
1 Prise Muskatnuss
evtl. 1 TL Frischkäse
1 TL Schnittlauch,
fein geschnitten

**1.** Spinat putzen und waschen (TK-Spinat auftauen lassen). Frischen Spinat im eigenen Saft solange dünsten bis er zusammenfällt. Zum TK-Spinat evtl. etwas Wasser geben. Würzen und evtl. mit Frischkäse verrühren.

**2.** Die Eier mit einem Schneebesen mit etwas Wasser verschlagen.

**3.** Das Öl erhitzen, die Eiermasse zugießen und stocken lassen. Mit einem Holzspatel die Eimasse von außen nach innen schieben bis das Rührei fertig ist. Mit Schnittlauch bestreuen und den Spinat dazu anrichten.

Variationen:

● ½ rote Paprikaschote in wenig Gemüsebrühe ca. 10 Minuten dünsten. Unter das halb gebratene Rührei geben und dann fertig braten. Mit Thymian würzen.

● 1 Tomate in Scheiben schneiden und in einer beschichteten Pfanne kurz anschmoren. Das Rührei in einer zweiten Pfanne wie oben braten, salzen und pfeffern und mit 1 TL gehackter Petersilie vermischen. Auf den gebratenen Tomatenscheiben servieren.

● Oder 2 EL frische gehackte Kräuter nach Saison und Angebot, kurz bevor das Rührei fest wird, aufstreuen.

● Oder 2 Frühlingszwiebeln in schmale Ringe schneiden, unter das gewürzte Rührei mischen und braten.

● Oder 1 Sardellenfilet und 2 TL Kapern unter das Rührei geben und braten.

● Oder 2-3 getrocknete Tomaten in Streifen schneiden, unter das Rührei heben, gehackte Blattpetersilie oder 1 große Prise Kräuter der Provence zugeben und braten wie oben.

# Blumenkohl-Broccoli-Gratin
*1 Portion*

**1.** Blumenkohl und Broccoli putzen, in gleich große Röschen teilen und in Salzwasser bissfest garen.
**2.** Das Gemüse in eine Auflaufform geben, wenig Kochwasser angießen (damit das Gemüse nicht zu trocken wird), mit dem geriebenen Käse bestreuen und im vorgeheizten Backofen bei 180°C goldgelb überbacken.
**3.** Zur Sauce das restliche Kochwasser nachwürzen, mit Johannisbrotkernmehl binden und zum Gemüse servieren.

Variationen:
● Staudensellerie und Karotten, vorgedünstet, mit Parmesan überbacken.
● Zucchinischeiben und Paprikastreifen, vorgedünstet, mit Greyerzer überbacken.
● Auberginenscheiben und halbierte Schalotten, vorgedünstet, mit geriebenem Leerdamer überbacken.

*150 g Blumenkohl*
*150 g Broccoli*
*50 g Emmentaler,*
*gerieben (45 % F.i.Tr.)*

*Sauce:*
*Kochwasser, Salz,*
*Muskatnuss*
*Johannisbrotkernmehl*

121

# Überbackenes Gemüse mit Ei
## 1 Portion

2 hart gekochte Eier
100 g Champignons
1 EL gehackte Zwiebel
(20 g)
1 Tomate (100 g)
3 Frühlingszwiebeln
1 TL Olivenöl
Guss:
2 EL saure Sahne
(10% Fett)
50 g Gouda, gerieben
(45% F.i.Tr.)
Salz und frisch gemahlener Pfeffer
1 Prise Muskatnuss

1. Die Eier pellen, in Scheiben schneiden.
2. Champignons putzen, falls nötig waschen, und mit dem Eierschneider in Scheiben schneiden. Kleinere Pilze nur halbieren. Tomate ebenfalls in Scheiben, Frühlingszwiebeln in Streifen schneiden.
3. Öl erhitzen, Zwiebel darin anschwitzen. Pilze zugeben, mitdünsten, dann die Frühlingszwiebeln einstreuen.
4. Saure Sahne mit geriebenem Käse und den Gewürzen verrühren.
5. Alle Zutaten in eine Auflaufform schichten, die Eischeiben obenauf legen. Mit der Käsesauce überziehen und im vorgeheizten Backofen bei 200°C ca. 10-15 Minuten backen.

# Tomaten, mit Mozzarella überbacken
## 2 Portionen

400 g Fleischtomaten
120 g Mozzarella
(di buffala)
Salz und frisch gemahlener Pfeffer
nach Belieben:
1 Knoblauchzehe, durch die Presse gedrückt
2 EL Olivenöl
frische Basilikumblätter

1. Tomaten und Mozzarella in Scheiben schneiden (aus den Tomaten den Stielansatz herausschneiden). Abwechselnd in eine ofenfeste Form legen, würzen und mit Olivenöl beträufeln.
2. Im vorgeheizten Backofen bei 170°-180°C so lange überbacken, bis der Käse beginnt zu schmelzen. Aus dem Ofen nehmen und mit Basilikum überstreuen.

● Beilage: Blattsalate

Variationen:

● Auberginen- oder Zucchinischeiben, kurz in Gemüsebrühe blanchieren, abwechselnd mit Mozzarella in die Form legen.
● Knapp gegarten Spargel (evtl. auch grünen oder Wildspargel) mit Mozzarella überbacken. Knoblauch weglassen!

# Fischfilet »en papillote«
## 1 Portion

**1.** Fischfilet kalt abspülen und trocken tupfen. Gemüsewürfel salzen und mit den gehackten Kräutern vermischen.

**2.** Den Fisch mit Zitronensaft säuern, salzen. Das Gemüse auf den Fisch häufeln.

**3.** Pergamentpapier entweder mit Eiweiß oder mit Öl bestreichen, den Fisch mit dem Gemüse darauflegen, eine Papierseite hochheben und die andere Kante darüberklappen. Fest zusammenkniffen.

**4.** Das Fischpäckchen im vorgeheizten Backofen bei 200°C ca. 30 Minuten backen. Im Pergament bzw. der Alufolie servieren.

Beilage: Blattsalate oder Gurken-Tomatensalat.

*200 g Kabeljau- oder Schellfischfilet*
*100 g Gemüsewürfel: Auberginen, Zucchini und Tomate*
*etwas Zitronensaft*
*Salz, frische Kräuter wie Dill oder Petersilie*

*doppelt gelegtes Pergamentpapier oder Alufolie*
*1 Eiweiß und*
*1 TL Olivenöl*

123

*Tipp:*
*Man kann Fischfilet auch hervorragend in gewaschene, noch feuchte Gemüseblätter einwickeln und garen. Geeignet sind: China- kohl-, Weißkohl-, Wir- sing- und Weinblätter. Die Blätter werden nur als Hülle verwendet (nicht mitessen).*

# Fischfilet mit Fenchel
## 1 Portion

*200 g Seelachsfilet*
*oder Catfisch*
*etwas Zitronensaft*
*Salz und frisch gemah-*
*lener Pfeffer*
*100 g Fenchelknolle*
*mit Grün*
*1 kleine Zwiebel,*
*gehackt*
*1 Tomate (ca. 100 g)*
*außerdem:*
*1 EL Hartkäse, gerieben*
*oder Parmesan, ge-*
*rieben (bis 45% F. i. Tr.)*
*1 Knoblauchzehe,*
*fein gehackt*
*1 Messerspitze abge-*
*riebene Zitronenschale*

**1.** Fenchelknolle putzen, in sehr feine Streifen schneiden. Mit der Zwiebel in eine ofenfeste Form geben. Die Tomate in Scheiben schneiden.

**2.** Fisch waschen und trocken tupfen. Mit Zitronensaft beträufeln, salzen und ein wenig pfeffern.

**3.** Den Fisch auf den Fenchel legen, die Tomatenscheiben auf den Fisch legen. Mit wenig Gemüsebrühe begießen.

**4.** Fisch im vorgeheizten Backofen bei 180°C ca. 20-30 Minuten garen.

**5.** 5 Minuten vor Ende der Garzeit geriebenen Käse, Knoblauch und Zitronenschale über dem Fisch verteilen.

**6.** Zum Servieren das Fenchelgrün über das Gericht streuen.

Variationen:

● Anstatt Fenchel können verwendet werden: Staudensellerie, in feine Streifen geschnitten oder Spargel, knapp vorgegart.

● Oder blanchierten Mangold oder nur Zwiebelscheiben (weiße und rote) in die Form geben.

● Auch Lauchringe oder Frühlingszwiebeln eignen sich, ebenso Pilze.

● Karottenscheiben und Paprikaschoten sollten kurz vorgegart werden.

● Einen Hauch Fernost bekommt das Gericht, wenn getrocknete chinesische Pilze (Mu Err oder Shiitake), ca. 20 Minuten vorgeweicht und in Streifen geschnitten, gewürzt mit wenig frischer Ingwerwurzel und Frühlingszwiebelstreifen mit dem Fisch gegart werden. Dann die Käsekruste weglassen.

124

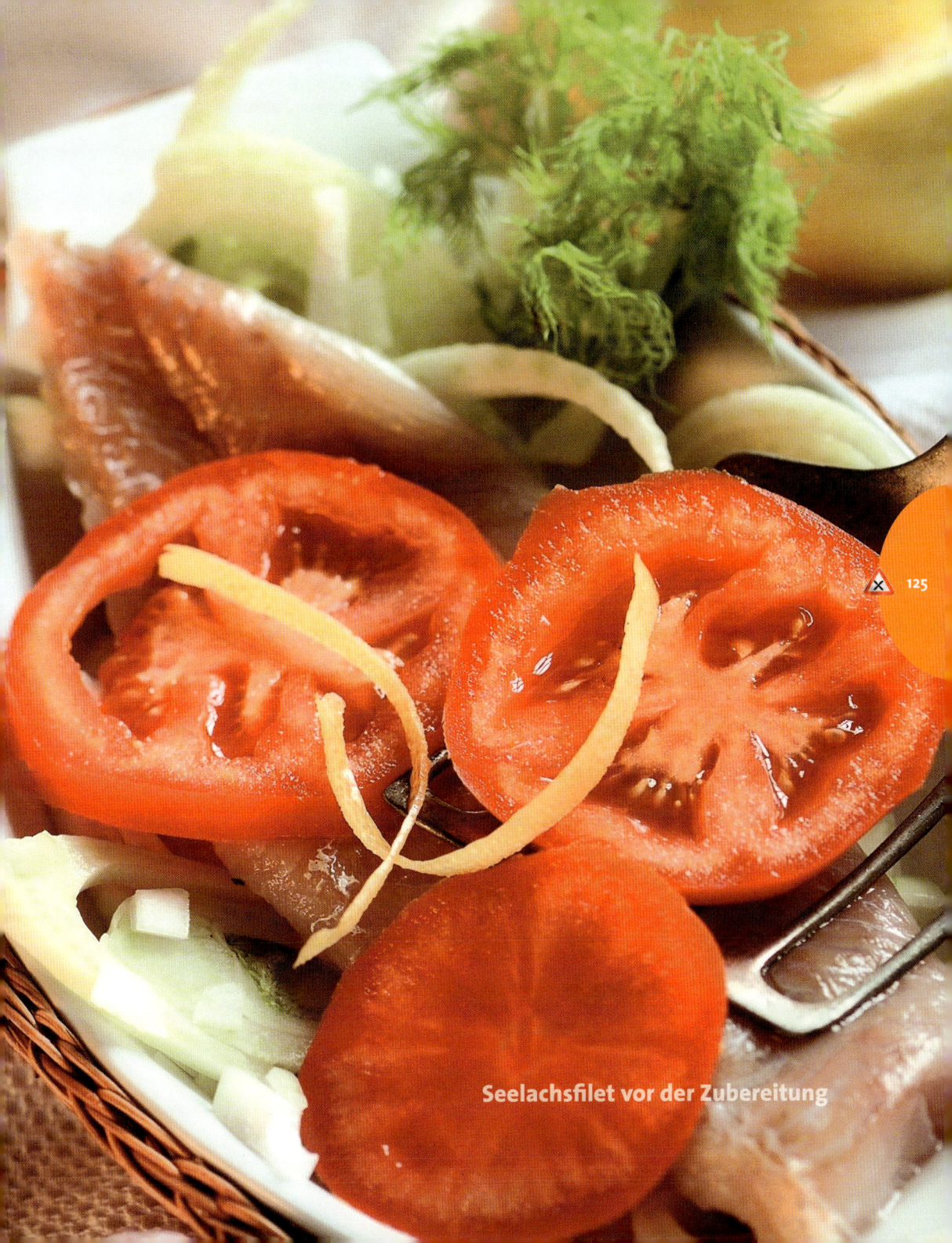

Seelachsfilet vor der Zubereitung

*Gerichte mit Fleisch und Geflügel*

# Schneller Hackfleisch-Auflauf
## 4 Portionen

500 g gemischtes
Hackfleisch
1 Ei, gekörnte Gemüse-
brühe
je 1 rote, grüne und
gelbe Paprikaschote
(Peperoni), geputzt
und in kleine Würfel
geschnitten
1 Zwiebel, fein gehackt
75 g Gouda, gerieben
(45% F.i.Tr.)
125 ml Sahne
(Rahm, 10% Fett)

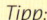

126

**1.** Das Hackfleisch mit Ei, der Gemüsebrühe, Paprikawürfeln und Zwiebel gut verkneten. Gouda mit Sahne vermischen.

**2.** Die Masse in eine Auflaufform geben und mit der Käse-Sahne-Mischung bedecken.

**3.** Hackfleisch-Auflauf im vorgeheizten Backofen bei 180°C ca. 25-30 Minuten backen.

● Beilage: Radicchio-, Rucola- oder Ackersalat mit Salatsaucen von Seite 101 und 102.

**Tipp:**
*Die Stäbchenprobe
machen, ob der Fleisch-
teig »durch« ist. Bleibt
an einem Holzstäb-
chen nichts mehr
hängen, wenn man es
in die Masse sticht und
wieder herauszieht, so
ist der Auflauf fertig.*

# Mediterraner Hackfleisch-Auflauf
## 4 Portionen

1. Das Hackfleisch mit dem Ei, den Gewürzen – Provencekräuter zwischen den Fingern reiben, damit sie das Aroma freigeben – und den Gemüsen vermischen. Einen Laib formen und in eine ovale ofenfeste Form legen. Mit etwas Gemüsebrühe angießen, damit das Fleisch nicht zu trocken wird.
2. Die Form in den vorgeheizten Backofen schieben und zunächst 10 Minuten bei 200°C garen. Dann die Tomatenscheiben auflegen, mit Käse bestreuen und das Gericht bei 180°C in ca. 15-20 Minuten fertig garen.

● Beilage: Mit gehackten Minzeblättchen und Salz gewürzter verquirlter Magermilchjoghurt, gut gekühlt.

500 g Lammhackfleisch
1 Ei, Salz und frisch gemahlener Pfeffer
1 TL Kräuter der Provence
1 Zwiebel, fein gehackt
1 Knoblauchzehe, fein gehackt
2 Zucchini (300 g), grob geraspelt
1/8 l Gemüsebrühe
Tomatenscheiben zum Abdecken
75 g Greyerzer, gerieben (45% F.i.Tr.)

# Kalbsgulasch & Co
## 1 Portion

1. Das Fleisch trocken tupfen. Fleisch und Zwiebeln mit Salz und Paprikapulver bestäuben.
2. Das Öl in einer beschichteten Pfanne erhitzen. Zuerst das Fleisch kross anbraten. Dann die Zwiebelwürfel zugeben, anschwitzen. Tomatenmark und Sahne einrühren, etwas heißes Wasser angießen.
3. Bei aufgelegtem Deckel ca. 15 Minuten köcheln. Dann den Deckel entfernen und die Sauce dicklich einkochen lassen.

● Beilage: Tomatenhälften, mit wenig Hartkäse bestreut, unter dem Grill überbacken oder Ackersalat.

Variationen:
● Blättrig geschnittene Pilze unter das Gulasch mischen.
● Tomatenmark weglassen und Broccoliröschen mitdünsten.
● Noch 1 EL Mixed Pickles (ohne Zucker) unter die Sauce rühren.
● Zwiebel und Tomatenmark weglassen und 100 g gegarten Spargel in der Sauce warm ziehen lassen.

150 g gewürfeltes Kalbfleisch
1 Zwiebel, gehackt
1 TL Raps- oder Sojaöl
1 EL Tomatenmark
2 EL Sahne (Rahm)
Salz und Rosenpaprikapulver (scharf)

# Champignonschnitzel & Co.
## 1 Portion

150 g mageres
Schweineschnitzel
1 TL Rapsöl
150 g Champignons,
geputzt, blättrig
geschnitten
Salz und frisch
gemahlener Pfeffer
1 Prise Edelsüß-
paprikapulver
2 EL Frischkäse

1. Das Schnitzel evtl. etwas klopfen, Öl in einer beschichteten Pfanne erhitzen. Das Schnitzel beidseitig würzen und auf jeder Seite ca. 2 Minuten braten. Zugedeckt zur Seite stellen.

2. Im selben Fett die Champignonscheiben anbraten, salzen und pfeffern und den Frischkäse unterrühren. Kurz einkochen lassen. Dann über dem Schnitzel anrichten.

● Beilage: Blattsalate mit Vinaigrette, Seite 102 oder Italienischem Salatdressing, Seite 101, angemacht.

Variationen:

● Mit Knoblauch und Thymian gedünstete Austernpilze über dem Schnitzel anrichten.

● Oder Ratatouille, siehe Seite 115, mit 1 TL Olivenöl dazu geben.

● Oder 150 g Blattspinat im eigenen Saft dünsten, mit Salz, Pfeffer und Muskat würzen, 3 getrocknete Tomaten und 1 EL Sahne zugeben und über das Schnitzel geben.

● Oder 1 Paprikaschote in Streifen schneiden, dünsten und würzen; zusammen mit zerkrümeltem Feta auf dem Schnitzel anrichten.

● Oder eine Sauce aus: 1 geschabten Sardellenfilet, 2 EL gehackter Petersilie, 6 Kapern, 1 Spritzer Zitronensaft und ½ TL abgeriebener Zitronenschale über das Schnitzel geben.

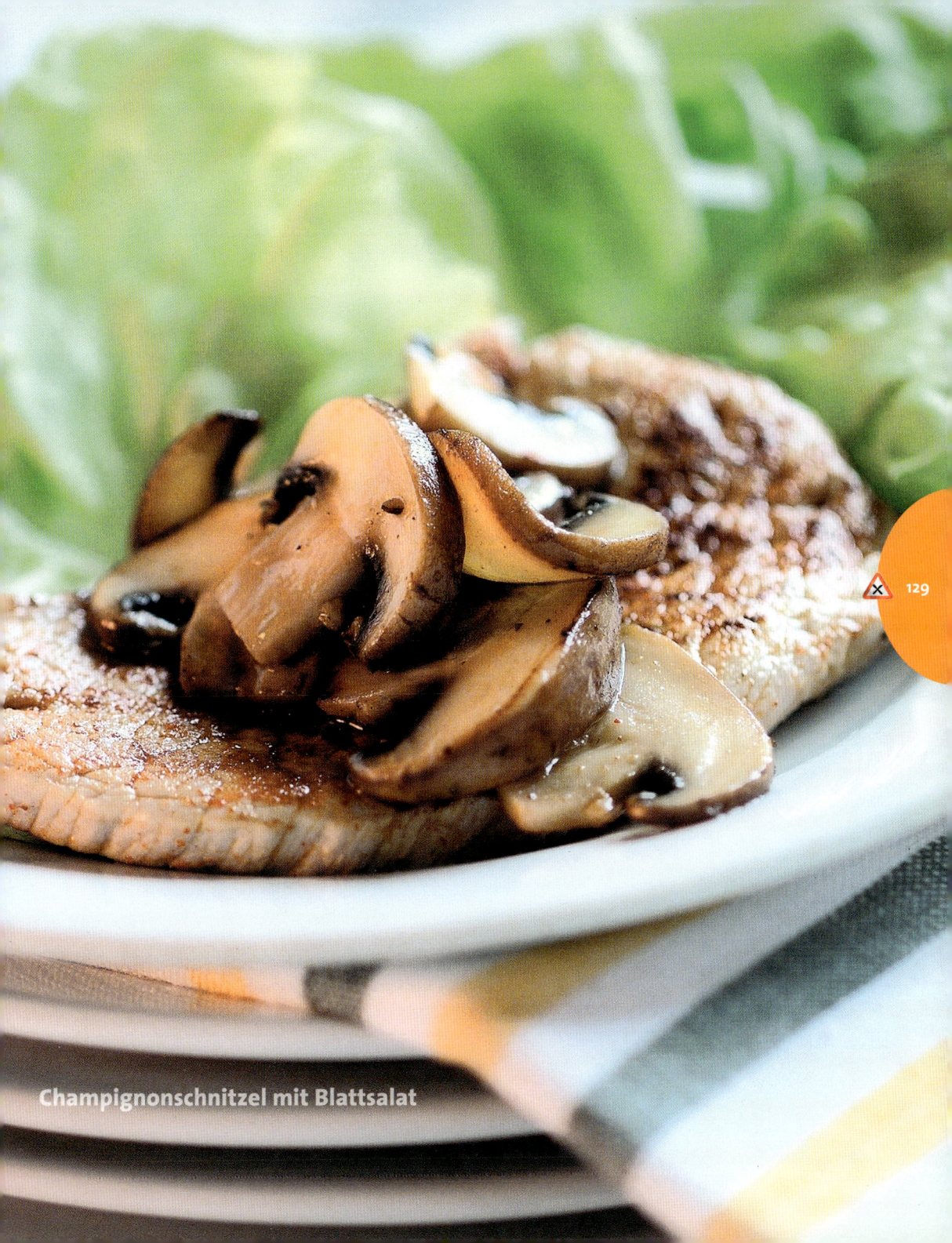

Champignonschnitzel mit Blattsalat

# Hühnerbrüstchen mit Kräutern

## 1 Portion

*1 Hühnerbrüstchen,
ca. 150 g (frisch oder
TK-Ware, aufgetaut)
1 TL Raps- oder Sojaöl
Salz und frisch
gemahlener Pfeffer
1 Spritzer Zitronensaft
2 EL saure Sahne
(10% Fett)
2 EL frische Kräuter wie
Kerbel oder Zitronen-
melisse*

**1.** Das Fleisch unter kaltem Wasser waschen, trocken tupfen. Öl in einer beschichteten Pfanne erhitzen.

**2.** Hühnerbrüstchen salzen, pfeffern, mit etwas Zitronensaft besprenkeln und von jeder Seite 2-3 Minuten anbraten.

**3.** Sahne und falls nötig etwas heißes Wasser angießen und das Fleisch noch 3-4 Minuten ziehen lassen (es soll ganz durchgegart sein). Dann die Kräuter unter die Sauce ziehen.

● Beilage: Zucchini-Tomatengemüse, in wenig Gemüsebrühe gedünstet.

Variationen:

● Hühnerbrüstchen in einer Marinade aus: 1 EL Olivenöl, Salz und frisch gemahlenem Pfeffer, 1 Prise Knoblauch, etwas Zitronenschale und 1 TL Kräuter der Provence einlegen. Etwa 30 Minuten ziehen lassen, dann aus der Marinade nehmen und in einer beschichteten Pfanne braten. Statt Sahne etwas Gemüsebrühe oder Weißwein angießen.

● Hühnerbrüstchen vorbereiten und würzen wie oben. Von ½ unbehandelten Limette die Schale dünn abschälen, in feine Streifen schneiden, den Saft auspressen und aufheben. Hühnerbrüstchen anbraten, warm stellen. Den Bratfond mit etwas Gemüsebrühe und Sahne lösen, den Limettensaft und die Streifen zugeben und einkochen lassen. Hühnerbrüstchen zugeben und in der Sauce erwärmen.

● Neben dem gegarten Hühnerbrüstchen blättrig geschnittene Pilze garen.

● Oder Hühnerbrüstchen wie oben braten, warm stellen. In derselben Pfanne 1 Scheibe gekochten Schinken, gewürfelt, anbraten, Sahne angießen und in ca. 4-5 Minuten 100 g Tomatenwürfel oder Champignonscheiben darin garziehen lassen. Über dem Hühnerbrüstchen anrichten.

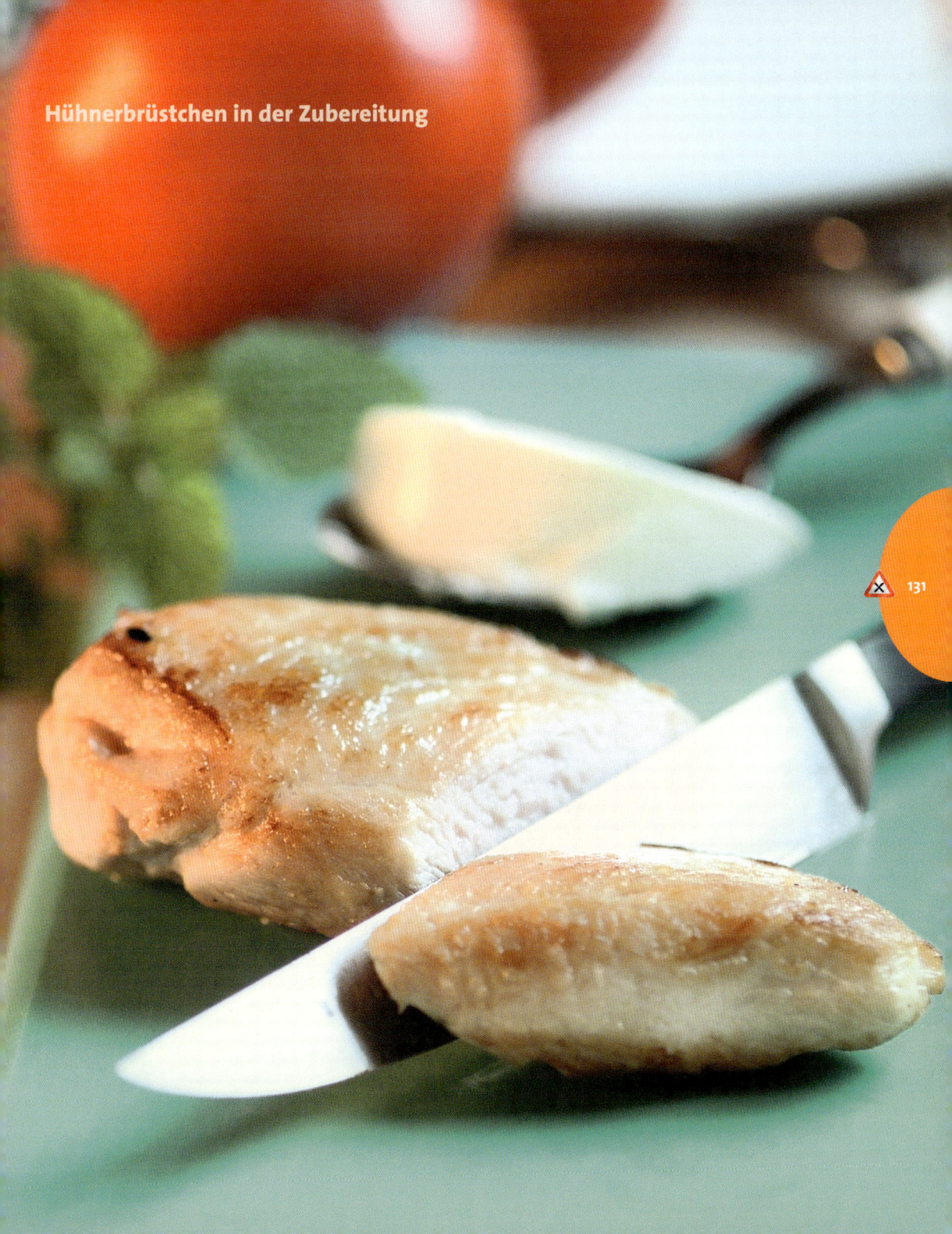

● Oder das Hühnerbrüstchen mit Curry bestäuben und braten wie im Rezept auf Seite 130. Warm stellen und in derselben Pfanne Streifen von roter Paprika und 1 gehackte Knoblauchzehe anschwitzen. 1 TL Kokosflocken sowie Sahne einrühren und die Sauce kurz einkochen lassen. Über dem Hühnerbrüstchen anrichten.

● Oder 1 kleine Zucchini der Länge nach mit dem Sparschäler in Scheiben schneiden. Die Scheiben für 2 Minuten in kochender Gemüsebrühe garen. Hühnerbrüstchen wie im Grundrezept beschrieben braten, aus der Pfanne nehmen und in die Zucchinischeiben einpacken. Wieder in die Pfanne legen, Sahne angießen und noch 3-4 Minuten durchziehen lassen. Zuletzt mit fein geschnittenem Basilikum bestreuen.

● Oder das Fleisch in eine Marinade aus: 2 EL Magermilchjoghurt, je 1 Prise Kreuzkümmel, Kurkuma, Chilipulver und Ingwer (oder nur Curry) einlegen, etwas Knoblauch darüber pressen, und das Fleisch ca. 30 Minuten marinieren. In einer Pfanne in Öl 1 fein gehackte Zwiebel, 2 EL Kokosflocken mit 1 Prise Nelken und Pfeffer anbraten. Dann Würfel von 1 gehackten Tomate zugeben und alles durchschmoren. Das Fleisch aus der Marinade nehmen, etwas trocken tupfen und in einer zweiten Pfanne in etwas Öl anbraten. Die Mischung aus der ersten Pfanne zugeben, Sahne angießen, noch kurz köcheln und salzen.

132

# Geschnetzeltes vom Huhn

## 1 Portion

150 g Puten- oder Hähnchenbrust
100 g Gemüse nach Wahl: z.B. Zucchini, Paprikaschoten, Karotten, Tomatenwürfel
1 EL Rapsöl
etwas Gemüsebrühe
Salz und frisch gemahlener Pfeffer
1 TL Sojasauce
1 Prise Curry

1. Fleisch waschen, trocken tupfen und in schmale Streifen schneiden. Das Gemüse nach Wahl in Würfel oder kleine Stücke schneiden.
2. Öl in einer Pfanne erhitzen, das Fleisch darin rasch von allen Seiten anbraten. Gemüse zugeben, kurz mitbraten.
3. Gemüsebrühe zugießen, würzen und das Gericht etwa 10 Minuten garen.

● Beilage: Blattsalat mit Sauce Vinaigrette, Seite 102.

Variationen:
● Mit 1 EL Frischkäse anreichern.
● Statt Gemüsebrühe Kokosmilch, ungezuckert (Dose) angießen.
● Noch ½ feinst gehackte Chilischote zugeben.

# Desserts
## für die Kohlenhydratmahlzeit

## Quarkspeise
### 1 Portion

1. Magerquark mit der Milch glatt rühren.
2. Banane und Apfel (mit der Schale) in Würfel schneiden und unter den Quark heben. Mit Weizenkleie bestreuen. Wer mag, kann den Quark mit wenig Süßstoff süßen.

*60 g Magerquark*
*(0,3 % Fett)*
*1 EL Magermilch*
*(0,3 % Fett)*
*50 g Banane*
*(ca. ½ Banane)*
*½ Apfel (ca. 50 g)*
*1 TL Weizenkleie*
*nach Belieben: etwas*
*flüssiger Süßstoff*

## Reiskugeln mit Kompott
### 2 Portionen

1. Den Reis heiß überbrühen, abtropfen lassen.
2. Die Milch mit Salz zum Kochen bringen, den Reis zugeben, die Hitzezufuhr zurücknehmen und den Reis in ca. 20 Minuten ausquellen lassen. Nicht zu weich kochen, probieren.
3. Während der Reis gart, das Kompott zubereiten: Früchte verlesen, wo nötig entstielen, und mit wenig Wasser und Süßstoff zum Kochen bringen. Hitzezufuhr zurücknehmen und die Früchte 8-10 Minuten ziehen lassen. Mit Vanille würzen.
4. Den gegarten, leicht abgekühlten Reis mit Zitronenschale und Zimt, evtl. auch Zucker oder Ahornsirup vermischen und aus der Masse kleine Kugeln formen.
5. Die Reiskugeln in Schalen anrichten, das Kompott mit einem Schaumlöffel darüber geben.

*60 g Rundkorn-*
*oder Vollkornreis*
*½ l Milch (0,3 % Fett)*
*1 Prise Salz*
*1 TL Zitronen- oder*
*Limettenschale,*
*fein abgerieben*
*1 Prise Zimt*
*nach Belieben:*
*1 TL brauner Zucker*
*oder Ahornsirup*
*Kompott:*
*350 g Beerenfrüchte*
*wie Johannis-, Brom-*
*oder Preiselbeeren*
*oder Cranberries*
*100 ml Wasser*
*wenig flüssiger*
*Süßstoff*
*1 Prise Naturvanille*

133

# Buttermilch-Sauerteig-Pfannkuchen

## 3 Portionen

50 g Sauerteig
(Reformhaus)
65 ml Buttermilch
(0,5 % Fett)
80-90 g Weizenmehl
2 TL Dotterfrei
etwas flüssiger
Süßstoff
½ TL Backpulver
1 Prise Salz

**1.** Alle Zutaten mit dem Handmixer solange rühren, bis ein glatter Teig entsteht.

**2.** Eine beschichtete kleine Pfanne erhitzen und einen Teil der Teigmasse eingießen. Auf einer Seite so lange backen, bis an der Oberfläche kleine Blasen erscheinen. Dann den Pfannkuchen wenden und in ca. 2-3 Minuten fertig backen.

**3.** Fertige Pfannkuchen im Backofen bei 50° C abgedeckt warm halten.

Tipp:
Die Pfannkuchen mit
frischen Beeren oder
mit wenig Ahornsirup
servieren.

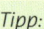

134

# Joghurt-Eis

## 2-3 Portionen

250 g Magermilch-
joghurt (0,3 % Fett)
1 TL flüssiger Süßstoff
Schalenabrieb von
½ unbehandelte
Zitrone oder Limette
2 Messbecher Biobin
(Johannisbrotkern-
mehl)

**1.** Joghurt schaumig schlagen (Handrührgerät oder Schneebesen).

**2.** Süßstoff, Zitronenschale und Biobin einrühren und die Masse in eine flache Metallform füllen und im Schnellgefrierfach des Tiefkühlgerätes erstarren lassen. Evtl. nach einer Stunde die Eiskristalle, die sich an der Außenwand der Form bilden können, mit einer Gabel mit der übrigen Masse verrühren. Diesen Vorgang evtl. wiederholen – umso feiner wird die Eismasse.

Sollte eine Eismaschine oder Sorbetière zur Verfügung stehen, evtl. die Ausgangsmenge verdoppeln und das Eis darin zubereiten (den Rest im Tiefkühlgerät aufbewahren).

Variationen:

● Unter die Joghurtmasse kleine Beerenfrüchte oder pürierte Früchte mischen.

● »Sahne« aus aufgeschäumter Magermilch, gewürzt mit einer Prise Naturvanille oder Zimt darauf anrichten.

# Reis mit Früchten
## 1 Portion

1. Das Wasser aufkochen lassen, den Reis kalt und warm abspülen und in das Wasser streuen, aufkochen und so lange auf kleiner Flamme köcheln lassen, bis der Reis das Wasser aufgesogen hat.
2. In der Zwischenzeit das Obst in Orangensaft einweichen.
3. Den Reis auskühlen lassen, mit dem vorher in 1 Esslöffel Wasser aufgelösten Süßstoff, Vanillemark, Zitronenschale und Zimt abschmecken und mit dem Obst garnieren.

*100 ml Wasser*
*50 g Naturreis*
*50 g gemischtes Obst,*
*wie Apfel, Aprikose*
*25 ml frisch gespresster*
*Orangensaft*
*evtl. Süßstoff*
*Mark von 1/8 Vanille-*
*schote*
*Zitronenschale, Zimt*

# Vanillecreme
## 1 Portion

1. Puddingpulver in etwas Milch auflösen.
2. Restliche Milch aufkochen, vom Herd nehmen und das aufgelöste Puddingpulver hineinrühren. Unter Rühren aufkochen, einige Minuten kochen lassen und erneut vom Herd nehmen.
3. Vanillearoma und Süßstoff dazugeben und gut mischen. Kalt servieren.

*150 ml Magermilch*
*(0,3 % Fett)*
*10 g Puddingpulver*
*(Vanille)*
*1 Päckchen Süßstoff-*
*pulver*
*Vanillearoma*

# Kaffeecreme
## 1 Portion

1. Puddingpulver mit dem löslichen Kaffee in etwas Milch auflösen.
2. Restliche Milch aufkochen, vom Herd nehmen und das aufgelöste Puddingpulver unter ständigem Rühren dazu geben. Kurz aufkochen.
3. Wieder vom Herd nehmen und den in einem Esslöffel Wasser aufgelösten Süßstoff dazu geben. Alles gut mischen und vor dem Servieren abkühlen lassen.

*150 ml Magermilch*
*(0,3 % Fett)*
*10 g Puddingpulver*
*1/2 TL löslicher Kaffee*
*1 Päckchen Süßstoff-*
*pulver*

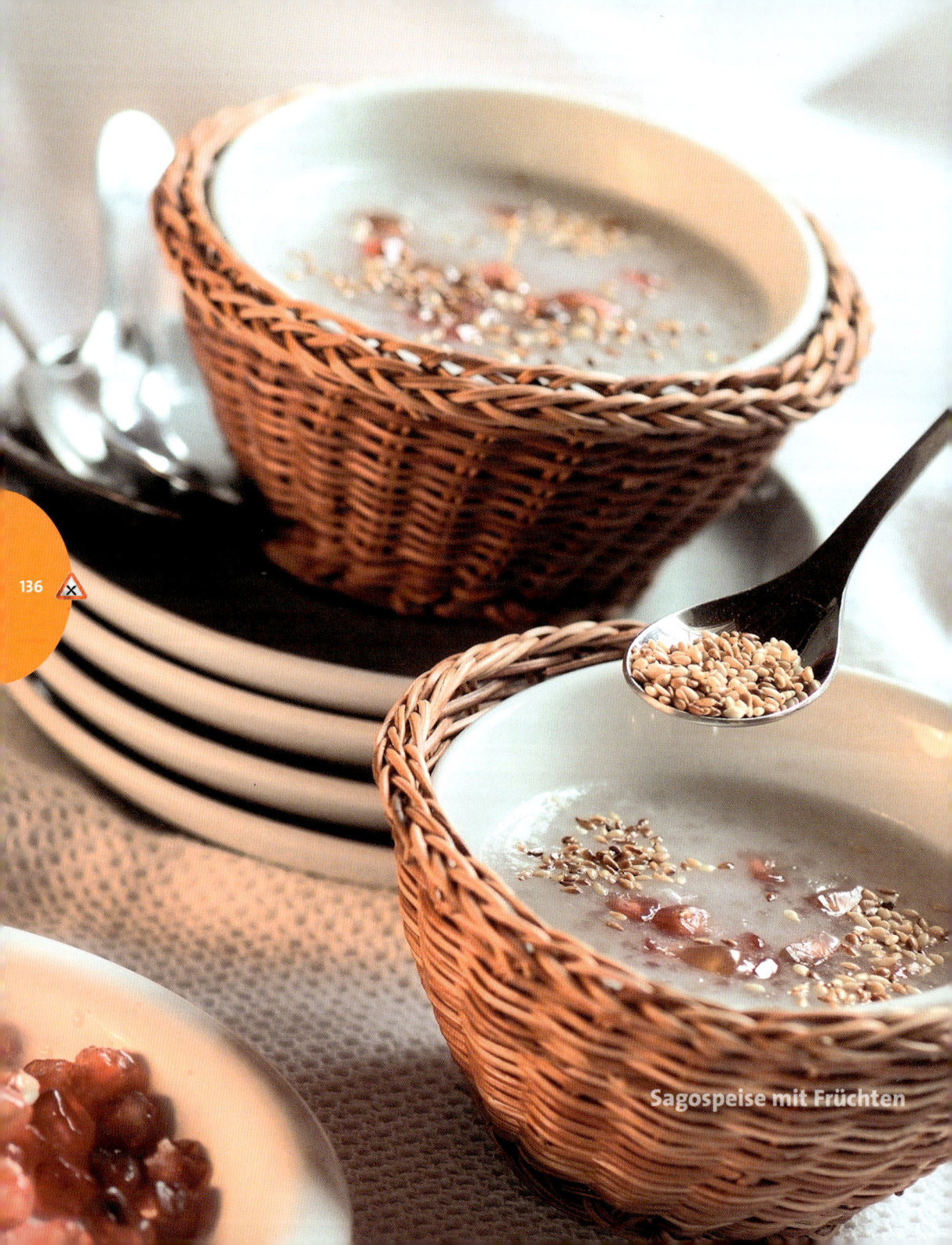

Sagospeise mit Früchten

# Sagospeise mit Früchten
## 2 Portionen

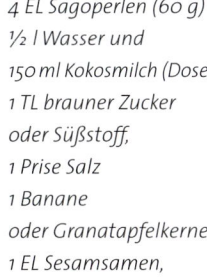

**1.** Die Sagoperlen 10 Minuten in heißem Wasser einweichen. Durch ein Sieb abgießen.

**2.** Wasser mit der Kokosmilch erhitzen, Zucker oder Süßstoff und Salz zugeben. Die Sagoperlen einrühren und ca. 5 Minuten köcheln. Dann die Banane, in Scheiben geschnitten, zugeben und weiter köcheln, bis die Sagoperlen aufquellen und glasig sind.

**3.** Sagospeise in zwei Dessertschalen verteilen und mit gerösteten Sesamsamen bestreuen.

Variationen:

● Sagospeise mit Zimt und wenig frisch geriebenem Ingwer würzen. Mit Biobin binden und dazu eine Sauce aus: 100 ml frisch gepresstem Orangensaft, verrührt mit wenig Süßstoff, geben.

● Unter die fertige Sagospeise 100 g Sauerkirschen ohne Stein heben. In Dessertschalen verteilen.

4 EL Sagoperlen (60 g)
½ l Wasser und
150 ml Kokosmilch (Dose)
1 TL brauner Zucker
oder Süßstoff,
1 Prise Salz
1 Banane
oder Granatapfelkerne
1 EL Sesamsamen,
ohne Fett geröstet

*Tipp:*
*Werden Granatapfelkerne verwendet, diese nicht mitkochen. Erst wenn die Sagospeise fertig ist, die Kerne darüber geben.*

137

# Maisgrütze
## 2 Portionen

**1.** Milch oder Wasser erhitzen, den Maisgrieß einrieseln lassen. Die Hitzezufuhr zurückschalten und den Maisgrieß bei aufgelegtem Deckel ca. 12-15 Minuten garen. Gelegentlich umrühren.

Variationen:

● Den weichen Maisbrei in Schalen verteilen mit kaltem Fruchtsaft oder Kompott servieren.

● Der Maisbrei kann auch **pikant** serviert werden: Separat in wenig Gemüsebrühe 1 kleine gehackte Zwiebel und Knoblauchzehe garen. Mit Salz und Pfeffer würzen, unter den Maisbrei heben. Gemüse nach Wahl dazu anrichten.

gut ¼ l Milch
(0,3 % Fett)
oder Wasser
50 g grober Maisgrieß
(Polenta)
1 Prise Salz

# Grießbrei mit Zimt

## 1 Portion

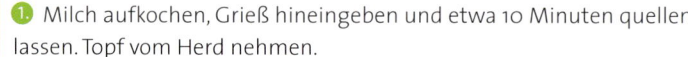

150 ml Magermilch
(0,3 % Fett)
15 g Grieß
evtl. Süßstoff
Zimt

1. Milch aufkochen, Grieß hineingeben und etwa 10 Minuten quellen lassen. Topf vom Herd nehmen.
2. Eine Prise Zimt sowie den vorher in 1 Esslöffel Wasser aufgelösten Süßstoff dazugeben.
Kühl servieren.

# Obstsalat & Obstkompositionen

## 1 Portion

138

50 g Banane
50 g Apfel
½ Orange
1 Nektarine oder
1 Pfirsich
1 EL Vollkorn-
haferflocken

1. Banane und Apfel (mit der Schale) in Würfel schneiden.
2. Die Orange dick abschälen (auch die weiße Haut) und zwischen den Trennhäuten die Filets herausschneiden. Den Saft auffangen.
3. Nektarine oder Pfirsich nur waschen, entkernen, dann in schmale Spalten schneiden. Die Haferflocken ohne Fett in einer beschichteten Pfanne hell anrösten.
4. Alle Früchte vermischen, den aufgefangenen Saft darübergießen und mit den Haferflocken bestreuen.

Variationen:
● Beerenfrüchte nach Saison verwenden.
● Wassermelone (100 g) und Salatgurke (60 g) in Stücke schneiden und vermischen. Einen Teelöffel Honig darüber verteilen, mit Minze- oder Zitronenmelisseblättchen bestreuen.
● Papaya halbieren, die Kerne mit einem Löffel herausschaben. Die entstandene Höhlung mit Heidel- oder Brombeeren füllen. Alles mit Zitronensaft beträufeln. Mit einem Grapefruitlöffel (mit Zacken) auslöffeln.
● Gelbe und blaue Pflaumen halbieren und entkernen (pro Portion je 3 Stück). Eine reife Aprikose mit etwas Mineralwasser und 1 Teelöffel Ahornsirup sowie 2 TL Zitronensaft pürieren. Über die Pflaumen geben.
● 150 g Erdbeeren entstielen und halbieren oder vierteln, je nach Größe. Mit Zitronensaft beträufeln – das hebt das Aroma – frisch gehackte Minze- oder Zitronenmelisseblätter darüber streuen und mit schwarzem Pfeffer übermahlen.

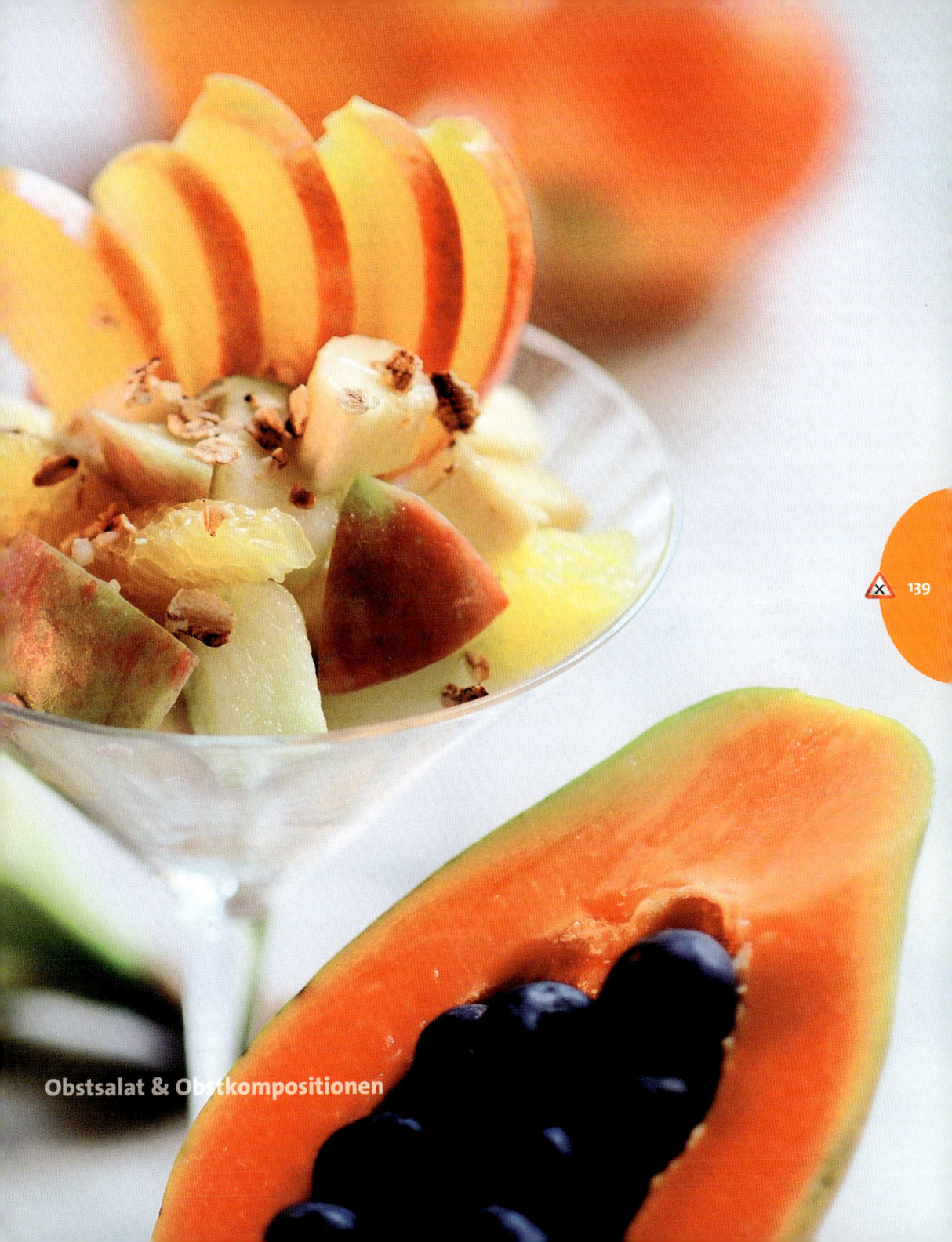

Obstsalat & Obstkompositionen

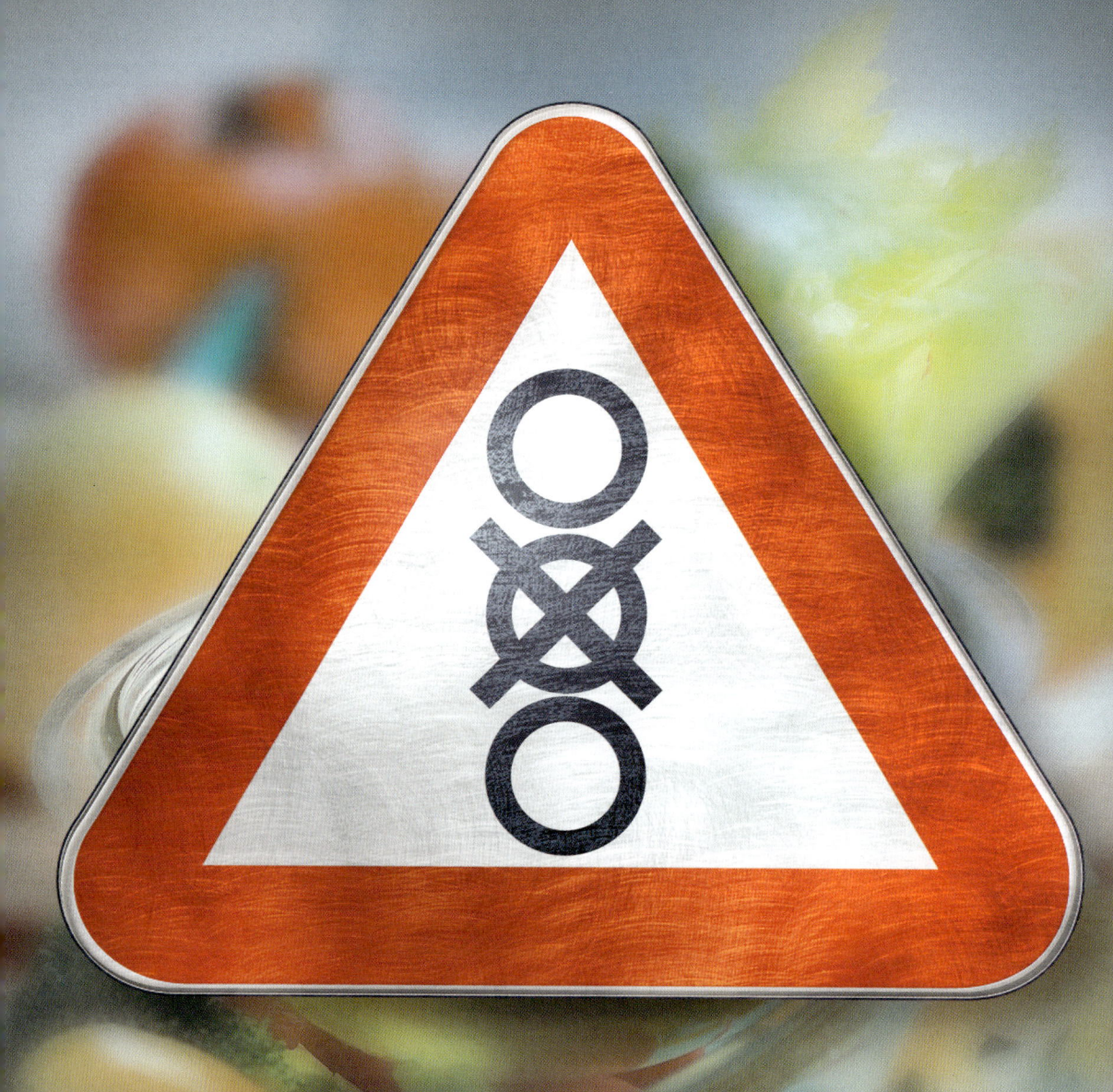

Übungen

# Beobachten

**Sie sich selbst:**

○ *Frühstück*  ○ *Zwischenmahlzeit*  ○ *Mittagessen*  ○ *Zwischenmahlzeit*  ○ *Abendessen*  ○ *später Snack**

| | | |
|---|---|---|
| **Wann**<br>**wurde gegessen?** | Uhrzeit | ● ● |
| **Wo**<br>**wurde gegessen?** | ○ zu Hause<br>○ vor dem Fernseher<br>○ auf der Straße<br>○ oder: | ○ Restaurant/Gaststätte<br>○ Imbiss/Fastfood-Rest.<br>○ Kantine/Firma |
| **Wie**<br>**wurde gegessen?** | ○ in Ruhe<br>○ in Eile<br>○ im Stehen<br>○ oder: | ○ im Sitzen<br>○ allein<br>○ mit anderen |
| **Warum**<br>**wurde gegessen?** | ○ Hunger<br>○ Appetit<br>○ weil es Zeit war<br>○ Ärger/Stress | ○ Langeweile<br>○ Gewohnheit<br>○ Belohnung/ Freude<br>○ oder: |
| **Wie viel und was**<br>**wurde gegessen /**<br>**getrunken?** | Menge/Lebensmittel: | |
| **Welchen Genuss-**<br>**punkt bekommt**<br>**das Essen?** | GENUSSPUNKTE | ○ 🙂  ○ 😐  ○ 🙁 |
| **Wie habe ich**<br>**mich danach**<br>**gefüllt?** | ○ satt<br>○ voll<br>○ leicht | ○ zufrieden<br>○ unzufrieden<br>○ oder: |

* Bitte nutzen Sie diese Liste zur Vervielfältigung und kreuzen Sie die jeweilige Mahlzeit im Lauf des Tages an.

# Übung 1:

**Welche der hier genannten Speisen enthalten »schlechte« Kohlenhydrate?**

| | | |
|---|---|---|
| ○ Vollkornbrot | ○ Kartoffel |
| ○ Schinken | ○ Haushaltszucker |
| ○ Vollkornreis | ○ Mozzarella |
| ○ Quarktasche | ○ Honig |
| ○ Müesli | ○ Linsen |
| ○ Schokolade | ○ Eiscreme |
| ○ Weißbrot | ○ Mais |
| ○ Gummibärchen | ○ Erbsen |
| ○ Grieß | |

142

# Übung 2:

**Welche der hier genannten Speisen enthalten versteckte Fette?**

| | | |
|---|---|---|
| ○ Eiscreme | ○ Rapsöl |
| ○ Reiswaffeln | ○ Wiener Würstchen |
| ○ Schokolade | ○ Sauce Hollandaise |
| ○ Eiernudeln | ○ Hähnchenbrust |
| ○ Kartoffeln | ○ Putenwurst |
| ○ Bierschinken | ○ Rührteig |
| ○ Vollkornkekse | ○ Biskuitteig |
| ○ Kalbsleberwurst | ○ Ei |
| ○ Torte | |

# Übung 3:

**Kreuzen Sie die Speisen an, die sich für eine Zwischenmahlzeit zwischen zwei Kohlenhydratmahlzeiten eignen.**

| | | | |
|---|---|---|---|
| ○ | Karottensaft | ○ | Grießbrei (Milch: 0,3% Fett) |
| ○ | Fruchtquark (Magerstufe) | ○ | Zwieback mit Honig |
| ○ | Birne | ○ | Orangen |
| ○ | Gurkensalat mit Joghurtdressing (3,5 % Fett) | ○ | Obstsalat |
| ○ | Brot mit Marmelade | ○ | Erdbeeren |
| ○ | Banane | ○ | Vollkornkekse |
| ○ | Kaffee mit Sahne | ○ | Apfel |
| ○ | Wurstbrot | | |

# Übung 4:

**Kreuzen Sie die Speisen an, die sich für eine Zwischenmahlzeit nach einer Fettmahlzeit eignen.**

| | | | |
|---|---|---|---|
| ○ | Rettichsalat mit Camembertstreifen | ○ | Emmentaler |
| ○ | 1 Ei | ○ | Butterbrot |
| ○ | Magerjoghurt (natur) | ○ | Tomaten |
| ○ | Käse mit Brot | ○ | Käsesahnetorte |
| ○ | Schokoriegel | ○ | Schinken |
| ○ | gemischter Salat | ○ | Gemüserohkost mit Kräuterquark |
| ○ | Karottenrohkost | ○ | Brezel |
| ○ | Blattsalat mit Tomate und Frischkäse | ○ | Knusperjoghurt (Vollfettstufe) |
| ○ | Käsekuchen | ○ | Magerquark mit Zitronensaft & Süßstoff |

# Übung 5:

**a.)** Wie lange vor einer **Fettmahl-zeit** dürfen Sie keine größere Menge (mehr als 10 Gramm) **Kohlenhydrate** essen?

| | |
|---|---|
| ○ | 2 Stunden |
| ○ | 4 Stunden |
| ○ | 6 Stunden |

**b.)** Wie lange müssen Sie nach der **Fettmahlzeit** warten, bis Sie wieder **Kohlenhydrate** essen dürfen?

| | |
|---|---|
| ○ | 2 Stunden |
| ○ | 4 Stunden |
| ○ | 6 Stunden |

# Übung 6:

Kreuzen Sie an, welche Lebensmittel gute Ballaststofflieferanten sind.

| | | | | | |
|---|---|---|---|---|---|
| ○ | Knäckebrot | ○ | Weißbrot | ○ | Eier |
| ○ | Johannisbrotkernmehl | ○ | Eiernudeln | ○ | Hirse |
| ○ | Geflügel | ○ | Vollkornnudeln | ○ | Käse |
| ○ | Fleisch | ○ | Grieß | ○ | Milch |
| ○ | Vollkornbrot | ○ | Kaffee | ○ | Butter |
| ○ | Kartoffeln | ○ | Vollkornreis | ○ | Hülsenfrüchte |
| ○ | Kohlrabi | ○ | Apfel | ○ | Blumenkohl |
| ○ | Schokolade | ○ | Haferkleie | ○ | Wasser |
| ○ | Mais | ○ | Tee | | |
| ○ | Joghurt | ○ | Leinsamen | | |

# Übung 7:

Kreuzen Sie an, ob das bezeichnete Lebensmittel bzw. die Mahlzeit für die **Fett-Phase (F)**, für die **Kohlenhydrat-Phase (K)** oder als fett- und kohlenhydrathaltig (F+K) für die **KFZ**-Diät <u>ungeeignet</u> ist.

| Nr. | F | K | F+K | Lebensmittel / Mahlzeit |
|-----|---|---|-----|-------------------------|
| 1 | ● | ● | ● | Spaghetti mit Tomatensauce |
| 2 | ● | ● | ● | Spaghetti Bolognese |
| 3 | ● | ● | ● | Nudeln mit Gorgonzolasauce |
| 4 | ● | ● | ● | Nudeln mit Gemüsepfanne ohne Fett |
| 5 | ● | ● | ● | Lasagne |
| 6 | ● | ● | ● | Käsespätzle |
| 7 | ● | ● | ● | Gemüserisotto |
| 8 | ● | ● | ● | Risi e bisi |
| 9 | ● | ● | ● | Reis mit Ketchup |
| 10 | ● | ● | ● | Kartoffelpüree ohne Fett |
| 11 | ● | ● | ● | Pommes Frites mit Ketchup |
| 12 | ● | ● | ● | Bayerischer Kartoffelsalat, mit Gemüsebrühe angemacht |
| 13 | ● | ● | ● | Pellkartoffeln mit Magerquark |
| 14 | ● | ● | ● | Kartoffelgratin |
| 15 | ● | ● | ● | Kartoffeln mit Rahmspinat |
| 16 | ● | ● | ● | Rührei mit Rahmspinat |
| 17 | ● | ● | ● | Spiegeleier mit Kochschinken |
| 18 | ● | ● | ● | Ei, gekocht |
| 19 | ● | ● | ● | Blumenkohl, mit Käse überbacken |
| 20 | ● | ● | ● | Pizza Margherita |

Übungen

| 21 | ○ | ● | ○ | Wiener Schnitzel mit Petersilienkartoffeln |
| 22 | ○ | ● | ○ | Naturschnitzel mit gedünsteten Champignons |
| 23 | ○ | ● | ○ | Lammfilets in Wirsingblättern |
| 24 | ○ | ● | ○ | Steak mit Salat |
| 25 | ○ | ● | ○ | Grillhähnchen mit Krautsalat |
| 26 | ○ | ● | ○ | Putenschnitzel (natur) mit Salat |
| 27 | ○ | ● | ○ | Putengeschnetzeltes mit Zucchini und Champignons |
| 28 | ○ | ● | ○ | Forelle in Alufolie mit Salat |
| 29 | ○ | ● | ○ | Fischstäbchen (paniert) mit Spinat |
| 30 | ○ | ● | ○ | Lachsfilet mit Spinat |
| 31 | ○ | ● | ○ | Linsensuppe |
| 32 | ○ | ● | ○ | Maiscremesuppe |
| 33 | ○ | ● | ○ | Kartoffeleintopf |
| 34 | ○ | ● | ○ | Sauerkraut, gebunden |
| 35 | ○ | ● | ○ | Spargel mit Sauce Hollandaise |
| 36 | ○ | ● | ○ | Chili con Carne |
| 37 | ○ | ● | ○ | Getreidebratlinge |
| 38 | ○ | ● | ○ | Frühlingsrolle |
| 39 | ○ | ● | ○ | Vollkornbrot mit Joghurtbutter |
| 40 | ○ | ● | ○ | Semmel mit Wurst und Käse und Diätmargarine |
| 41 | ○ | ● | ○ | Butterbrot |
| 42 | ○ | ● | ○ | Brot mit Marmelade |
| 43 | ○ | ● | ○ | Hamburger |
| 44 | ○ | ● | ○ | Döner Kebab |
| 45 | ○ | ● | ○ | Butterbrezel |
| 46 | ○ | ● | ○ | Müesli mit Magerjoghurt |

146

| | | | | |
|---|---|---|---|---|
| 47 | ● | ● | ● | Oliven |
| 48 | ● | ● | ● | Avocado |
| 49 | ● | ● | ● | eingelegte Auberginen (Antipasti) |
| 50 | ● | ● | ● | Lachsschinken |
| 51 | ● | ● | ● | Schokoriegel |
| 52 | ● | ● | ● | Pralinen |
| 53 | ● | ● | ● | Croissant |
| 54 | ● | ● | ● | Käsesahnetorte |
| 55 | ● | ● | ● | Eiscreme |
| 56 | ● | ● | ● | Pfannkuchen |
| 57 | ● | ● | ● | Birne |
| 58 | ● | ● | ● | Fruchtbuttermilch |
| 59 | ● | ● | ● | Apfeltasche |
| 60 | ● | ● | ● | Grießbrei, Milchreis (mit Milch 0,3 % Fett) |
| 61 | ● | ● | ● | Chips |
| 62 | ● | ● | ● | Fruchtjoghurt (0,1 % Fett) |
| 63 | ● | ● | ● | Sahnejoghurt  (Fruchtjoghurt) |
| 64 | ● | ● | ● | Butterkekse |
| 65 | ● | ● | ● | Apfelsaftschorle |
| 66 | ● | ● | ● | Reiswaffeln |

# Übung 8:

Kreuzen Sie an, welche Zutaten Sie durch andere ersetzen müssen, um eine **Kohlenhydratmahlzeit** zu bekommen (Ersatzzutaten siehe Lösungsteil).

## 1. *Blaukraut* – Zutaten für 6 Personen

| | | |
|---|---|---|
| 1 kg | Blaukraut | ○ |
| 40 g | Butterschmalz | ○ |
| 1 | Zwiebel | ○ |
| 1 | Apfel | ○ |
| 1 EL | Zucker | ○ |
| 3 EL | Essig | ○ |
| ½ l | Wasser | ○ |
| | Salz | ○ |
| 2 | Nelken | ○ |
| 2 TL | Mehl | ○ |
| 2 EL | Preiselbeeren | ○ |

## 2. *Tsatziki* – Zutaten für 2 Personen

| | | |
|---|---|---|
| 2 Becher | Saure Sahne | ○ |
| 2–3 EL | Magerquark | ○ |
| ½ | Salatgurke | ○ |
| | etwas Salz | ○ |
| 3–4 | Knoblauchzehen | ○ |

## 3. *Grünkernsalat* – *Zutaten für 2 Personen*

| | | |
|---|---|---|
| 100 g | Grünkern | ● |
| 200 ml | Gemüsebrühe | ● |
| 100 g | Apfel mit Schale | ● |
| 100 g | Gurken, frisch oder Essiggurken | ● |
| 50 g | Paprika, rot und grün | ● |
| 50 g | Zwiebeln | ● |
| 50 g | Hartkäse | ● |

### *Marinade*

| | | |
|---|---|---|
| 60 g | Sahnequark | ● |
| 100 g | Sauerrahm | ● |
| 5 EL | Magerquark | ● |
| | Knoblauch | ● |
| | Sojasauce | ● |
| | Salz, Pfeffer, Curry | ● |

# Übung 9:

Kreuzen Sie an, welche Zutaten Sie durch andere ersetzen müssen, um eine **Fettmahlzeit** zu bekommen (Ersatzzutaten siehe Lösungsteil).

**1.** *Ungarische Gulaschsuppe – Zutaten für 4 Personen*

| | | |
|---|---|---|
| 250 g | Rindfleisch | ○ |
| 3 | Zwiebeln | ○ |
| 2 | Knoblauchzehen | ○ |
| 2 EL | Schweinefett | ○ |
| 2 EL | Tomatenmark | ○ |
| 2 EL | Paprika mild | ○ |
| ¾ l | Fleischbrühe | ○ |
| ½ EL | Majoran | ○ |
| ½ TL | Kümmel | ○ |
| | Zitronenschale | ○ |
| 2–3 | Pellkartoffeln | ○ |
| 2 | rote Paprikaschoten in Essig | ○ |

**2.** *Wiener Schnitzel mit Tomaten-Gurken-Salat*
*Zutaten für 4 Personen*

| | | |
|---|---|---|
| 150 g | Kalbsschnitzel | ○ |
| 1 | Ei | ○ |
| 20 g | Semmelbrösel | ○ |
| 10 g | Öl | ○ |
| 100 g | Gurke | ○ |
| 2 | Tomaten | ○ |
| 20 g | Zwiebelwürfel | ○ |

| | | |
|---|---|---|
| 5 g | Sonnenblumenöl | ○ |
| | Kräuteressig | ○ |
| | Salz, schwarzer Pfeffer | ○ |
| | Schnittlauch | ○ |
| 2 EL | Croutons | ○ |

## 3. *Tomaten-Zucchini-Auflauf* – *Zutaten für 4 Personen*

| | | |
|---|---|---|
| 40 g | Tomaten | ○ |
| 1 | Zwiebeln | ○ |
| 1 EL | Fett | ○ |
| 200 g | Hackfleisch | ○ |
| | Salz, Pfeffer | ○ |
| 250 g | Zucchini | ○ |
| 150 g | gekochter Reis | ○ |
| 1 ½ EL | Mehl | ○ |
| 200 ml | Brühe | ○ |
| 3 EL | Weißwein | ○ |
| 2 EL | geriebener Emmentaler | ○ |

# Lösungen:

**Übung 1:** Quarktasche, Schokolade, Weißbrot, Gummibärchen, Haushaltszucker, Honig, Eiscreme.

**Übung 2:** Eiscreme, Schokolade, Eiernudeln, Bierschinken, Vollkornkekse, Kalbsleberwurst, Torte, Wiener Würstchen, Sauce Hollandaise, Putenwurst, Rührteig, Biskuitteig, Ei.

**Übung 3:** Karottensaft, Fruchtquark (Magerstufe), Birne, Brot mit Marmelade, Banane, Grießbrei (Milch: 0,3 % Fett), Orangen, Obstsalat, Erdbeeren, Apfel.

**Übung 4:** Rettichsalat mit Camembertstreifen, 1 Ei, Magerjoghurt (natur), gemischter Salat, Karottenrohkost, Blattsalat mit Tomate und Frischkäse, Emmentaler, Tomaten, Schinken, Gemüserohkost mit Kräuterquark, Magerquark mit Zitronensaft und Süßstoff.

**Übung 5:** a) 4 Stunden      b) 6 Stunden

**Übung 6:** Knäckebrot, Johannisbrotkernmehl, Vollkornbrot, Kartoffeln, Kohlrabi, Mais, Vollkornnudeln, Grieß, Vollkornreis, Apfel, Haferkleie, Leinsamen, Hirse, Hülsenfrüchte, Blumenkohl.

**Übung 7:** 1: K | 2: F+K | 3: F+K | 4: K | 5:F+K | 6: F+K | 7: K | 8: K | 9: K | 10: K | 11: F+K | 12: K | 13: K | 14: F+K | 15: F+K | 16: F | 17: F | 18: F | 19: F | 20: F+K | 21: F+K | 22: F | 23: F | 24: F | 25: F | 26: F | 27: F | 28: F | 29: F+K | 30: F | 31: K | 32: F+K | 33: K | 34: K | 35: F | 36: F+K | 37: F+K | 38: F+K | 39: F+K | 40: F+K | 41: F+K | 42: K | 43: F+K | 44: F+K | 45: F+K | 46: K | 47: F | 48: F | 49: F | 50: F | 51: F+K | 52: F+K | 53: F+K | 54: F+K | 55: F+K | 56: F+K| 57: K | 58: K | 59: F+K | 60: K | 61: F+K | 62: K | 63: F+K | 64: F+K | 65: K | 66: K.

**Übung 8:** 1. Blaukraut: Butterschmalz (Tipp: Sie können die Zwiebeln sehr gut in Gemüsebrühe oder Wasser andünsten).

2. Tsatziki: Saure Sahne (Tipp: Sie können die saure Sahne durch Naturjoghurt mit 0,1 % Fett ersetzen).

3. Grünkernsalat: Hartkäse (Tipp: Sie können den Hartkäse durch Mais ersetzen), Sahnequark (Tipp: Sie können dafür Magerquark nehmen), Sauerrahm (Tipp: Sie können dafür Naturjoghurt mit 0,1 % Fett nehmen).

**Übung 9:** 1. Ungarische Gulaschsuppe: Pellkartoffeln (Tipp: Sie können die Pellkartoffeln durch Karotten ersetzen).

2. Wiener Schnitzel mit Tomaten-Gurken-Salat: Semmelbrösel, Croutons (Schnitzel natur mit Tomaten-Gurken-Salat).

3. Tomaten-Zucchini-Auflauf: Reis (Tipp: Sie können den Reis durch Karotten oder ein anderes Gemüse ersetzen). Mehl (Tipp: Sie können die Sauce mit Johannisbrotkernmehl, Agar Agar oder Guakernmehl binden. Diese Produkte beinhalten viele Ballaststoffe und liefern keine resorbierbaren Kohlenhydrate.).

# Einkaufsliste
## und Vorratskammer

*Vorschlagsliste für einen Wocheneinkauf*

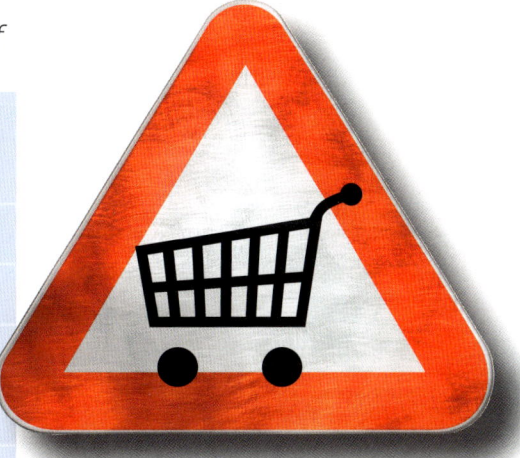

### Salat und Gemüse
### nach Saison und Angebot*:

Salatbedarf für 1 Woche: ca. 600-700 g
Gemüsebedarf für 1 Woche: ca. 800-1000 g
100 g Ackersalat
1 Beutel Pflücksalat oder ähnl.
1 kleiner Kopf Radicchio
2 Stangen Chicorée
1 Kressekästchen
1 Bund Radieschen oder 1 weißer Rettich
1 kleine Salatgurke
ca. 350 g Tomaten oder Grüne Bohnen
ca. 250 g Fenchelknolle oder Kohlrabi oder
Möhren/Karotten oder Kürbis
ca. 250 g Broccoli oder Blumenkohl oder
Spinat (auch TK-Spinat)
1-2 Stangen Lauch oder Stangensellerie
2-3 Paprikaschoten oder Maiskolben
250 g Kohl/Kraut, wie Weißkraut oder Sauer-
kraut (Milchsäuregärung)
ca. 250 g Pilze wie Champignons, Pfifferlinge,
Shiitakepilze u. a.
Frische Kräuter nach Angebot*
ca. 200 g frische Sprossen wie Alfalfa, Mung-
bohnen- oder Rettichsprossen

### Obst nach Saison, insgesamt ca. 1 kg*:

ca. 150 g je nach Angebot z. B. frische Beeren
wie Erdbeeren, Heidelbeeren etc.
1 Stück Wassermelone
ca. 200 g Aprikosen oder Pflaumen
oder Pfirsiche
2-3 Äpfel
2 Orangen
3 Bananen
1 Papaya
ca. 100 g Physalis

*Obst, Kräuter, Salat und Gemüse sollten nach Möglichkeit frisch eingekauft werden. Sollte dies aufgrund von Berufstätigkeit nicht möglich sein, so sollte zum Wochenende und dann noch einmal in der Mitte der Woche frische Ware gekauft werden, da sonst der Vitaminverlust zu groß ist. Bei einigen Gemüsen wie Grüne Bohnen, Kohlrabi und Spinat kann man sehr gut auf TK-Ware zurückgreifen. Darauf achten, dass kein Buttergemüse gekauft wird! Auch TK-Kräuter und –mischungen können in der Kräuter-armen Zeit verwendet werden. Ebenso verhält es sich mit Seefisch, den es in guter Qualität »natur« tiefgekühlt zu kaufen gibt.

## Tipp zur Aufbewahrung von frischen Kräutern:

Petersilie, Schnittlauch usw. kürzen und entweder in ein Glas mit Wasser in den Kühlschrank stellen oder locker in einem Plastikbeutel, mit feuchtem Küchenkrepp umwickelt, füllen und ebenfalls kühl lagern. In drei bis vier Tagen verbrauchen.

### Milchprodukte, Käse und Eier:

½ l Magermilch und Buttermilch
2 Becher Magermilchjoghurt und Körniger Frischkäse (Cottage Cheese)
200 g Magermilchquark
1 Packung Frischkäse
100 g Hartkäse oder Blauschimmelkäse
200 g Schafskäse oder Mozzarella
2-3 Eier

### Fisch* und Fleisch:

200 g Seefisch, nach Angebot
150 g Hähnchenbrust
150 g Schnitzelfleisch oder ähnl.
4 Scheiben Lachsschinken
oder gekochter Schinken
5 Scheiben Corned Beef oder Gemüsesülze

### Brot und Brötchen:

3 Vollkornbrötchen und Laugenbrezeln
4 Scheiben Vollkornbrot oder dunkles Landbrot

# Vorrat ist ein guter Rat

**Grundnahrungsmittel, die man im Haus haben sollte:**

Vollkornreis
Vollkornspaghetti und Hartweizennudeln
Glasnudeln/Cellophannudeln
Hülsenfrüchte wie Bohnen und Linsen
Vollkornhaferflocken und 5-Korn-Flocken
Fertigmüesli (ungesüßt und ohne Nüsse)
oder Birchermüesli
Grieß und Puddingpulver
Kartoffelstärke, Agar Agar und Johannis-
brotkernmehl
Flüssiger Süßstoff
Vollkornknäckebrot und Reiswaffeln

**Gemüse und Obst:**

Kartoffeln
Zwiebeln und Knoblauch
Chilischoten
Zitronen

**Getränke:**

Tee und Kaffee
Kräutertee
Mineralwasser
Fruchtsaft

**Öl, Essig und Würzmittel:**

Rapsöl und natives Olivenöl extra
Wein- und Obstessig, Balsamicoessig
Sojasauce und Worcestersauce
Senf
Gekörnte Gemüsebrühe
Meersalz und Schwarzer Pfeffer
Paprikapulver, edelsüß und scharf,
Chilipulver
Currymischung
Muskatnuss (ganz), Vanille und Zimt
Getrocknete Kräuter wie Thymian und Majo-
ran, Lorbeerblätter und Kräuter der Provence

**Konserven:**

Thunfisch im eigenen Saft
Kapern
Anchovisfilets
Oliven
Artischockenherzen(ohne Zucker)
Kokosmilch(ohne Zucker)

## Tipps für die Aufbewahrung:

◉ Trockene Grundnahrungsmittel staubfrei und trocken am besten in Vorratsbehältern (Glas oder Dosen) aufbewahren.

◉ Essig und Öl können in kleinere Flaschen – für den Wochenbedarf – umgefüllt werden. Öl sollte in farbigen Glasflaschen kühl und dunkel aufbewahrt werden, damit es nicht ranzig wird.

◉ Kartoffeln Zwiebeln usw. entweder in einem kühlen Vorratsraum oder im Gemüsefach des Kühlgerätes aufbewahren. Knoblauch in speziellen Tongefäßen separat lagern.

◉ Getrocknete Kräuter in farbigen Gläsern – nicht in Herdnähe – aufbewahren. Nicht zu große Gebinde kaufen, die Kräuter verlieren an Würzkraft, sie »rauchen aus«.

## Tipp für Pfeffer & Salz:

◉ Pfeffer und Salz sollte nach Möglichkeit immer frisch gemahlen zu den Speisen kommen. So kann man genau dosieren und außerdem ist der Pfeffergeschmack intensiver.

# Index/Glossar

157

# Index/Glossar

# Genuss
## auf Rezept

## Vom selben Autor erschienen:

*Diät und Rat bei Rheuma & Osteoporose*

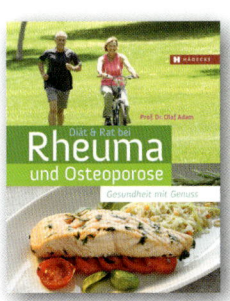

Durch neueste Untersuchungen bestätigt: Die richtige Ernährung wirkt bei Rheuma und Osteoporose schmerzlindernd und entzündungshemmend. Der praxisorientierte Leitfaden bietet Hilfe zur Selbsthilfe, das nötige Know-how und viele leckere Rezepte, alle mit den wichtigen Nährwertangaben versehen.

Prof. Dr. med. Olaf Adam
*Diät + Rat bei Rheuma und Osteoporose*
128 Seiten, 17 Rezeptbilder und zahlreiche Tabellen und Grafiken
ISBN 978-3-7750-0577-7.

# Gesundheit,
## die man schmeckt

### *Vegetarisch & echt italienisch*

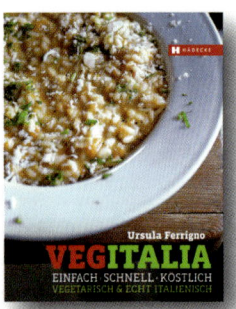

Klassische Sammlung authentischer vegetarischer Rezepte aus Italien, die einfach nachzuvollziehen sind. Quer durch den italienischen Gemüsegarten: Genuss mit »verdura«, »pasta« und »risotto«. Großartiges italienisches Essen – voller Geschmack und gut für die Gesundheit. Die 125 köstlichen Rezepte werden ergänzt durch eine Warenkunde, die »italienische Vorratskammer«.

Ursula Ferrigno
*Vegetarisch & echt italienisch, schnell – einfach – köstlich*
224 Seiten, 130 Farbfotos, ISBN 978-3-7750-0636-1.

160

### *Ingwer – Gesundheit & Genuss*

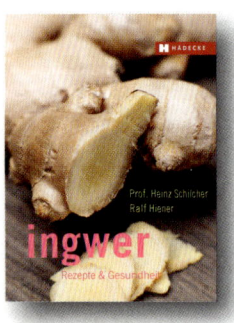

Das Traditionsgewürz Asiens würzt raffiniert mit harmonischer Schärfe – sowohl pikante als auch süße Speisen. Ingwer ist zudem seit Jahrtausenden in der Heilkunde bekannt, er wird in der asiatischen Medizin wegen seiner wärmenden Eigenschaften geschätzt. Das bewährte Mittel gegen Reisekrankheit wird auch bei Verdauungsproblemen oder Unwohlsein genutzt.

Ralf Hiener und Prof. Dr. Heinz Schilcher
*Ingwer – Gesundheit & Genuss*
95 Seiten, 27 Foodfotos, ISBN 978-3-7750-0542-5.

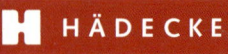

Weitere Informationen über Hädecke-Bücher für Genießer und für die Gesundheit erhalten Sie im Fachhandel oder einfach direkt anfordern bei

Walter Hädecke Verlag • D-71256 Weil der Stadt • Telefon +49(0)7033-13 80 80 • Fax -138 08 13 • info@haedecke-verlag.de